SingLiesel

Demenz – was nun?

SingLiesel Verlag

Marion Bär ist Gerontologin und Musiktherapeutin. Sie hat an der Universität Heidelberg viele Jahre über Lebensqualität und Lebenssinn bei Demenz geforscht. Heute arbeitet sie als freie Wissenschaftlerin, Dozentin und Publizistin.

Druck: FINIDR, Czech Republic

Satz: Röser MEDIA GmbH

ISBN 978-3-944360-88-1

Demenz – was nun?

Ein einfacher Ratgeber
für Angehörige und Betroffene,
der Mut macht

SingLiesel Verlag

INHALT

4. FINANZIERUNGSMÖGLICHKEITEN

5. RECHTLICHE FRAGEN

Vorwort

Als ich vor etwa zwanzig Jahren damit anfing, mich beruflich mit Demenzerkrankungen zu beschäftigen, hat man über dieses Thema kaum gesprochen. Und wenn, dann meistens mit einem Unterton großer Resignation: *„Da kann man nichts machen … Ein auswegloses Schicksal … die armen Angehörigen!"*

Heute kann man Erkrankungen wie die Alzheimer-Demenz immer noch nicht heilen oder verhindern. Aber etwas hat sich im Vergleich zu damals geändert. Wir wissen heute: Man kann sehr wohl etwas machen! Die Diagnose Demenz bedeutet nicht zwangsläufig, auf gute Lebensqualität verzichten zu müssen.

Voraussetzung ist, dass alle Beteiligten sich auf die Veränderungen einstellen, die sich durch die Erkrankung ergeben. Um also etwas *machen* zu können, muss man zunächst einiges *wissen*: Was genau ist das – eine Demenz? Wie verlaufen Demenzerkrankungen, was sind typische Symptome? Was hilft, um das Leben mit der Erkrankung so stressarm und angenehm wie möglich zu gestalten? Und welche Unterstützung steht Betroffenen und ihren Familien zu?

Die Informationen und Geschichten, die Sie in diesem Buch finden, sollen Ihnen helfen. Lassen Sie sich von den trüben Bildern über Demenz, die immer noch in Teilen unserer Gesellschaft kursieren, nicht den Mut nehmen! Wenn es Ihnen gelingt, den Blick auf das zu richten, was noch geht und was Ihren Alltag bereichert, dann wird es Ihnen vielleicht so gehen wie der Dame, die einmal zu mir sagte: „Ich weiß, ich habe diese Alzheimer-Krankheit. Ich habe vorgesorgt, damit ich einmal eine gute Pflege haben werde, wenn ich sie brauche. Aber jetzt gehe ich spazieren wie jeden Tag, und heute Abend gehe ich mit meinem Sohn ins Theater. Mir geht es eigentlich gut!"

Marion Bär

1. Demenz – was bedeutet das eigentlich?

1.1 WAS IST EINE DEMENZ?

Derzeit leiden in Deutschland etwa 1,6 Millionen Menschen an Demenz – Tendenz steigend. Demenzen treten überwiegend in der zweiten Lebenshälfte auf. Ihre Häufigkeit nimmt mit steigendem Lebensalter zu: von weniger als 1 Prozent bei den 60-Jährigen bis 40 Prozent bei den über 90-Jährigen.

Aber Demenz ist nicht gleich Demenz. Die Krankheit kann unterschiedlich verlaufen. Man spricht von einer Demenz, wenn die folgenden Krankheitszeichen auftreten:

- Gedächtnisstörungen
- Probleme mit der Orientierung (Beispiel: Jemand weiß nicht mehr, welches Jahr gerade ist, oder findet sich in der räumlichen Umwelt immer weniger zurecht.)
- Probleme, Situationen richtig zu beurteilen (Beispiel: Im Winter mit Sommerkleidung nach draußen gehen.)
- Probleme, Handlungen zu planen (Beispiel: Jemand zieht seine Kleidung in einer anderen als der richtigen Reihenfolge an.)

Solche Probleme bestehen über längere Zeit (mindestens sechs Monate) und führen zu Beeinträchtigungen im Alltagsleben. Häufig werden Demenzsymptome erst nach einer Weile erkannt: Zunächst denkt man vielleicht, die Probleme sind Folgen von Arbeitsbelastung oder hängen mit dem Alter zusammen. Doch irgendwann reift beim Betroffenen selbst oder bei Angehörigen die Erkenntnis: Da stimmt etwas nicht!

Vorsicht, nicht verwechseln!

Treten starke Verwirrtheitszustände plötzlich auf, kann es sich um ein sogenanntes „Delir" handeln. Ein Delir kann beispielsweise nach Operationen mit Vollnarkose auftreten, als Folge von Infektionen oder bei Alkoholentzug.

Eine häufige Delir-Ursache im hohen Alter ist die Austrocknung – wenn Personen zu wenig trinken. Auch Menschen mit Demenz sind Risikopersonen für ein Delir. Bei Verdacht auf ein Delir ist rasche medizinische Hilfe erforderlich.

1.2 DEMENZERKRANKUNGEN

Es gibt verschiedene Erkrankungen, die Demenzsymptome hervorrufen. Überwiegend sind es Erkrankungsprozesse im Gehirn selbst.

Die häufigste Demenzform ist die sogenannte Alzheimer-Krankheit, gefolgt von der vaskulären Demenz. Diese beiden Demenzformen, die auch in Kombination auftreten können, machen etwa 95 Prozent der Demenzerkrankungen aus.

Demenzsymptome können auch durch Hirntumore ausgelöst werden oder durch andere fortschreitende Gehirnerkrankungen. So kann eine Demenz beispielsweise im Endstadium einer Parkinson-Erkrankung auftreten. Eine weitere Ursache demenzieller Symptome ist langjähriger schwerer Alkoholmissbrauch.

Daneben können Demenzsymptome auch durch krankhafte Prozesse und Störungen außerhalb des Gehirns verursacht werden, beispielsweise durch Fehlfunktion der Schilddrüse oder bestimmte Mangelerscheinungen. Diese sogenannten „sekundären Demenzformen" können teilweise wieder verschwinden, wenn die zugrunde liegende Störung behandelt wurde.

Die Vielfalt möglicher Ursachen einer Demenz macht sehr deutlich, wie wichtig es ist, eine sorgfältige Diagnostik durchzuführen! So treten Demenzsymptome manchmal auch als Begleiterscheinungen einer Depression auf. Wird dies nicht erkannt, so unterbleiben wichtige Schritte zur Behandlung dieser Erkrankung, und die Lebensqualität des Patienten ist dauerhaft beeinträchtigt.

Die Alzheimer-Demenz

Die Alzheimer-Demenz ist nach dem bayerischen Nervenarzt Alois Alzheimer benannt, der sie Anfang des 20. Jahrhunderts erstmals als eigenständige Erkrankung beschrieben hat.

Bei dieser Krankheit kommt es im Gehirn zu Ablagerungen von schädlichen Abbaustoffen, sogenannten „Plaques" und „Neurofibrillen". In der Folge sterben Nervenzellen ab, und auch die Kontakte zwischen Nervenzellen werden mehr und mehr zerstört. Außerdem ist ein wichtiger Botenstoff zur

Informationsübertragung zwischen Nervenzellen reduziert, das Acetylcholin.

Man weiß bis heute noch nicht, wodurch die Alzheimer Krankheit ausgelöst wird. Sie beginnt schon viele Jahre, bevor sich die ersten Symptome bemerkbar machen. Anfangs sind nur einzelne Hirnregionen betroffen, später die gesamte Hirnrinde.

Die Alzheimer-Forschung sucht seit vielen Jahren nach Möglichkeiten, die Erkrankung zu verhindern oder zu behandeln. Die bisherigen Ergebnisse machen Hoffnung darauf, dass dies eines Tages gelingen kann. Wie lange es bis dahin noch dauert, ist allerdings offen.

Die gefäßbedingten (vaskulären) Demenzen

Die zweithäufigste Gruppe der Demenzerkrankungen sind die vaskulären Demenzen. Bei diesen Demenzen entstehen die Hirnschäden durch kleinere oder größere Schlaganfälle: Eine oder mehrere Hirnregionen sind nicht ausreichend durchblutet, in der Folge sterben Nervenzellen ab.

Menschen mit einer vaskulären Demenz haben zusätzlich zu den oben beschriebenen Demenzsymptomen häufig noch körperliche Beeinträchtigungen wie Taubheitsgefühle und Lähmungserscheinungen. Im Gegensatz zur Alzheimer-Demenz setzt eine vaskuläre Demenz oft plötzlich ein. Sie wird durch Risikofaktoren wie Rauchen, Stress, Übergewicht und übermäßigen Alkoholgenuss begünstigt.

Weitere Demenzerkrankungen

Die übrigen Demenzformen sind selten und machen nur 5 Prozent der Demenzen aus.

Sie können in relativ frühem Alter auftreten (bei Personen, die jünger sind als 60 Jahre). Und es können untypische Symptome auftreten, bei denen man nicht sofort an eine Demenzerkrankung als Ursache denkt.

Beispiel: **Frontotemporale Demenz.** Personen, die an dieser Demenzform leiden, haben am Anfang häufig keine oder nur geringfügige Gedächtnisprobleme. Auffallend sind dagegen Veränderungen ihrer Persönlichkeit und ihres Verhaltens, wie plötzliche Gleichgültigkeit oder fehlendes Einfühlungsvermögen (man hat den Eindruck, der Betroffene wird gefühlskalt oder unsensibel anderen gegenüber). Sprachstörungen können aber auch bereits zu Beginn auftreten.

1.3 WIE SIEHT DER KRANKHEITS-VERLAUF DER DEMENZ AUS?

Demenzerkrankungen wie die Alzheimer-Demenz und die vaskuläre Demenz können bislang nicht geheilt werden. Während der Verlauf bei der Alzheimer-Demenz eher schleichend ist, verläuft er bei der vaskulären Demenz mehr in Schüben und unterliegt größeren Schwankungen.

Für beide Demenzformen gilt: Die Veränderungen und der gesamte Verlauf sind bei jedem Patienten ein bisschen anders. Beim einen Menschen schreitet die Demenz schneller voran, beim anderen langsamer. Und längst nicht alle Betroffenen erreichen das letzte Erkrankungsstadium. Trotzdem hat es sich bewährt, den Verlauf in drei Stadien einzuteilen:

Frühes Stadium

Der Veränderungen beginnen häufig mit Störungen des Kurzzeitgedächtnisses. Der betroffene Mensch kann sich beispielsweise schon nach kurzer Zeit nicht mehr an Gespräche, Handlungen oder eigene Überlegungen erinnern. Fragen wiederholen sich, Vereinbarungen werden vergessen, Erinnerungen an länger zurückliegende Ereignisse sind dagegen noch gut erhalten. Zugleich bestehen häufig Schwierigkeiten, eigene Überlegungen und Wahrnehmungen in einen sinnvollen Zusammenhang zu bringen: Manche Bemerkung des Betroffenen kommt anderen seltsam vor, nicht zur Situation passend oder schlicht unverständlich. Anspruchsvolle Tätigkeiten werden schwieriger.

Was von außen betrachtet wie Schusseligkeit oder Nachlässigkeit aussehen mag, ist in Wahrheit die Unfähigkeit betroffener Menschen, sich die unzähligen Einzelschritte ins Gedächtnis zu rufen, aus denen komplexe Arbeiten wie beispielsweise das Zubereiten einer Mahlzeit bestehen.

Es zeigen sich erste Probleme mit der Sprache: Betroffene haben zunehmend Schwierigkeiten, die richtigen Wörter zu finden, die

Sprache wird einfacher. Und es fällt zunehmend schwerer, einem Gespräch zu folgen, besonders, wenn mehrere Menschen daran beteiligt sind und es im Gespräch hin und her geht.

Manche Betroffene nehmen diese Anzeichen sehr bewusst bei sich wahr und leiden darunter. Gerade im beginnenden Stadium der Demenz reagieren viele Menschen mit depressiven Zuständen auf ihre zunehmenden Schwierigkeiten oder reagieren schnell ungehalten und ärgerlich, wenn ihnen ein Fehler passiert. Wieder andere Betroffene scheinen ihre Einbußen gar nicht zu bemerken. In diesem Fall sind es meist die Angehörigen, die sich als Erste Sorgen machen und sich fragen, was nun zu tun ist.

Mittleres Stadium

Die Gedächtnisprobleme nehmen zu. Betroffene finden sich auch in vertrauter Umgebung immer weniger zurecht. Die Beeinträchtigungen in den Aktivitäten des täglichen Lebens machen es erforderlich, dass der Betroffene mehr und mehr Hilfe braucht. Auch die Veränderungen der Sprache schreiten weiter voran.

Die Beeinträchtigungen führen dazu, dass Menschen mit Demenz zunehmend die Kontrolle über ihr Leben verlieren. Dies geht häufig einher mit der Kontrolle über ihre Gefühle. Diese werden dann unter Umständen viel unmittelbarer zum Ausdruck gebracht, als man dies von der Person früher kannte. So zum Beispiel durch plötzliches Weinen oder einen Wutausbruch. In dieser Phase der Demenz können Verhaltensweisen wie Unruhe, Störungen des Tag-Nacht-Rhythmus oder aggressives Verhalten auftreten.

Körperliche Funktionen sind meist noch nicht eingeschränkt, es kann aber zu Harn- und Stuhlinkontinenz kommen, weil Betroffene zu spät merken, dass sie zur Toilette müssen, oder den Weg dorthin nicht mehr finden. Lange geübte Fähigkeiten können aber dennoch erhalten sein. Auch verlieren Menschen mit Demenz nicht die Fähigkeit, mit anderen in empathischem Kontakt zu sein.

Spätes Stadium

In dieser Phase sind betroffene Menschen in nahezu allen Aktivitäten des Alltags auf Hilfe angewiesen. Erinnerungen sind nur noch lückenhaft vorhanden. Selbst nahestehende Personen werden nicht immer erkannt. Die Sprache kann ganz verloren gegangen oder auf wenige Worte reduziert sein.

Auch die körperlichen Funktionen können jetzt beeinträchtigt sein: Gangstörungen treten auf, es kommt zu Stürzen, der Betroffene benötigt einen Rollstuhl oder liegt mehr und mehr im Bett. Im letzten Stadium können Schluckstörungen und Krampfanfälle hinzukommen.

Trotzdem bleibt die Gefühlsebene bei Menschen mit Demenz intakt. Selbst in dieser Phase können Menschen mit Demenz über nicht-sprachliche Kommunikation (Blickkontakt, Gesten,

Berührung) und die Gefühlsebene erreicht werden. Eine Angehörige hat es einmal so ausgedrückt: Das Herz wird nicht dement!

1.4 HÄUFIGE FRAGEN ZU DEMENZ-ERKRANKUNGEN

Sind Demenzerkrankungen vererbbar?

Die allermeisten Krankheitsfälle sind nicht vererbt. Wenn also ein Elternteil oder auch beide Eltern im höheren Alter an einer Alzheimer-Demenz erkranken, heißt das nicht, dass man an einer vererbbaren Form dieser Erkrankung leidet.

Es gibt eine Unterform der Alzheimer-Demenz, die sehr selten auftritt und bei der dies anders ist. Bei dieser familiären Alzheimer-Krankheit setzen die Symptome aber schon relativ früh ein (35. bis 60. Lebensjahr), und die Erkrankung verläuft sehr rasch.

Darüber hinaus ist ein genetischer Risikofaktor der Alzheimer-Demenz bekannt, eine Variante eines Gens, das an der Regulierung des Cholesterinspiegels beteiligt ist. Diese Genvariante (ApoE4) ist bei Alzheimer-Patienten dreimal häufiger vorhanden als bei der übrigen Bevölkerung. Trotzdem kann man daraus nicht die Höhe des Krankheitsrisikos für einen einzelnen Menschen berechnen.

Kann ich mich vor Demenz schützen?

Ein gesunder Lebensstil schützt vor vielen Altersleiden. Eine ausgewogene Ernährung, ausreichend Sport und Bewegung, Verzicht auf Tabak und übermäßigen Alkoholgenuss: All dies senkt Ihr Risiko, an einer Demenz zu erkranken. Und wenn es Ihnen gelingt, den Stress in Ihrem Alltag zu begrenzen und nach Zeiten der Anspannung auf ausreichend Erholung zu achten, schützt auch dies Ihr Gehirn.

Sie können Ihr Demenzrisiko weiterhin dadurch senken, dass Sie regelmäßig Ihre Blutfettwerte, Ihren Blutzucker und Ihren Blutdruck kontrollieren lassen. Übermäßiges Cholesterin, Diabetes und Bluthochdruck fügen langfristig auch Ihrem Gehirn Schaden zu. Die bisher aufgezählten Verhaltensweisen sind nachweislich hilfreich, um vor einer vaskulären Demenz zu schützen.

Bei der Alzheimer-Demenz ist die Situation nicht so eindeutig, da man bis heute nicht ihre genaue Ursache kennt. Allerdings hat man in großen epidemiologischen Studien auch für die Alzheimer-Demenz Schutzfaktoren gefunden: körperliche Bewegung, geistige Anregung und ausreichende und positive soziale Kontakte.

Gerade im Alter ist es gut, weiterhin aktiv zu bleiben. Aktiv bleiben, sich körperlich und geistig fordern, unter Menschen kommen, all dies trägt zu guter Lebensqualität bei und kann das Auftreten der Demenzsymptome nach hinten drängen, selbst wenn die Krankheit im Gehirn schon ihr Werk begonnen hat.

Kann man Demenzerkrankungen behandeln?

Der überwiegende Teil der Demenzerkrankungen kann durch Medikamente bisher nicht gestoppt oder geheilt werden.

Trotzdem spielen Medikamente in der Demenzbehandlung eine wichtige Rolle: zur Verbesserung geistiger Leistungsfähigkeit, zur Unterstützung der Alltagsbewältigung, zur Milderung von Verhaltensstörungen und in weiteren Anwendungsfeldern. Welche Medikamente im Einzelfall hilfreich sind und ob sie eingesetzt werden können, wird der Arzt nach sorgfältiger Untersuchung und Diagnosestellung festlegen.

Zwei weitere wichtige Säulen der Demenzbehandlung sind:

- Therapien und Strategien im Alltag, um bestehende Fähigkeiten des Menschen mit Demenz zu erhalten und zu fördern. Gerade in diesen Bereichen hat es in den letzten Jahren bedeutende Fortschritte gegeben.

- Die Beratung zu Unterstützungsangeboten für Menschen mit Demenz und ihre Familien: Je besser der Alltag zu bewältigen ist, desto mehr ist auch angesichts einer Demenz Lebensqualität für alle Beteiligten möglich.

Dass man Demenzerkrankungen nicht heilen kann, heißt nicht, dass „nichts zu machen" wäre. Leider hat sich diese Erkenntnis noch nicht in allen Bereichen von Gesellschaft und Medizin durchgesetzt. Lassen Sie sich nicht entmutigen und holen Sie im Zweifel ein weiteres Fachurteil ein. Wichtige Informationen erhalten Sie auch bei der Deutschen Alzheimer Gesellschaft.

1.5 DIE ERSTEN ANZEICHEN EINER DEMENZ

Eine typische Situation, wie alle sie schon einmal erlebt haben: Ich stehe im Keller und weiß nicht mehr, was ich hier eigentlich wollte. Bis zu einem gewissen Alter ist die Erklärung schnell gefunden: Ich bin eben im Stress, muss an zu viele Dinge gleichzeitig denken oder war abgelenkt.

Doch je älter ich werde, desto häufiger mag sich mir in solchen Situationen die Frage stellen: Ist das noch „normal", oder muss ich mir Sorgen machen?

Welche Gedächtnisveränderungen sind im höheren Alter normal?

Das Gedächtnis ist ein komplexes Gebilde, das vieles ganz selbstverständlich leistet: Man kann sich Termine merken, sich an Erlebnisse von früher erinnern, sich Sachwissen einprägen oder neue Fähigkeiten erlernen. Nicht in allen Bereichen schneiden ältere Menschen zwangsläufig schlechter ab als jüngere.

Aber: Ältere Menschen haben im Vergleich zu jüngeren mehr Mühe, sich neue Informationen zuverlässig einzuprägen und kürzlich eingeprägte Informationen aus dem Langzeitgedächtnis abzurufen.

Auch das Gedächtnis für Kontextdetails lässt nach: Deshalb ist es noch kein zwingendes Anzeichen einer Demenz, wenn ein älterer Mensch dieselbe Geschichte derselben Gruppe von Personen ein zweites Mal erzählt. Wie gut Gedächtnisleistungen im Alter sind, hängt sehr vom Training ab. Bei Menschen, die ihr Gedächtnis im Alter fordern, verbessern sich die Leistungen. Dennoch gilt: Es kann zu vermehrten Schwierigkeiten kommen. Ob diese allerdings schon Krankheitswert haben, bedarf einer genaueren Prüfung.

10 Warnzeichen einer möglichen Demenz

- **Gedächtnisprobleme häufen sich.** Das Gedächtnis erscheint deutlich schlechter im Vergleich zu einigen Monaten zuvor.

- **Gedächtnisprobleme werden massiver.** Beispiel: Ein Mensch, der viel zu tun hat, vergisst schon mal den Topf auf dem Herd. Ein Mensch mit Demenz vergisst darüber hinaus, dass er die Absicht hatte zu kochen.

- **Arbeitsabläufe, die früher nebenher erledigt wurden, erfordern auf einmal volle Konzentration.** Beispiel: Bei einer vollkommen vertrauten Tätigkeit muss ich mich plötzlich immer wieder fragen: Wie ging das eigentlich?

- **Sprachprobleme.** Immer mehr fehlen spontan die richtigen Worte. Die Sprache stockt, oder jemand verwendet mehr und mehr Füllwörter (Beispiel: „Dings") oder hat Schwierigkeiten, einem Gespräch zu folgen.

- **Orientierungsprobleme.** Auch wenn jemand sich im vertrauten Umfeld noch sicher bewegt, treten in unvertrauten Umgebungen Unsicherheiten auf, die vorher nicht existierten: Wo muss ich hin? Wie war der Rückweg?

- **Probleme, Situationen richtig zu beurteilen.** Beispiel: Wenn ein gesunder Mensch aus „Schusseligkeit" einmal in Hausschuhen aus dem Haus geht, wird er nach kurzer Zeit seinen Irrtum bemerken, ein Mensch mit Demenz unter Umständen nicht.

- **Probleme mit dem abstrakten Denken.** Beispiele: Das Lösen von Rechenaufgaben oder die Verwaltung der eigenen Finanzen gelingt nicht mehr.

- **Liegenlassen von Gegenständen.** Ab und zu verlegt jeder einmal die Brille oder den Schlüssel. Aber dies häuft sich bei Demenz. Die Dinge finden sich an ungewohnten Orten wieder. Oder jemand sucht vergeblich ein bestimmtes Portemonnaie, weil er vergessen hat, dass er das Portemonnaie, das ihm seit Jahren vertraut war, vor vier Monaten ausgetauscht hat. Das neue Portemonnaie, das offen auf dem Küchentisch liegt, entgeht dabei seiner Wahrnehmung.

- **Reaktionen, die man an diesem Menschen so nicht kannte:** plötzliche Gereiztheit, Eifersucht, Ängstlichkeit oder Misstrauen. (Dies kann sich beispielsweise darin äußern, dass andere beschuldigt werden, Dinge gestohlen zu haben, die in Wahrheit verlegt wurden.)

- **Verlust der Eigeninitiative.** Dinge, die ein Mensch über viele Jahre gerne gemacht hat, werden vernachlässigt. Oder jemand hat immer weniger Lust, überhaupt aus dem Haus zu gehen und etwas zu unternehmen.

Fallen solche Dinge auf, sollte ein Arzt aufgesucht werden.

1.6 SOLL ICH ZUM ARZT GEHEN?

„Das will ich gar nicht so genau wissen!" Viele Menschen scheuen sich, zum Arzt zu gehen, wenn ihnen ihr Gedächtnis Probleme bereitet, aus Angst, am Ende mit der Diagnose Demenz konfrontiert zu sein und nicht zu wissen, wie es nun weitergehen soll.

Es gibt viele gute Gründe, für Klarheit zu sorgen. Es können ja Ursachen vorliegen, die behandelbar sind und behandelt werden müssen, damit es nicht zu dauerhaften Schäden kommt. Selbst dann, wenn am Ende des diagnostischen Prozesses die Diagnose „Demenz" stehen sollte, bietet die diagnostische Abklärung Chancen.

Warum eine frühzeitige Demenzdiagnose wichtig ist:

1. Irritationen und Unterstellungen haben ein Ende. „Hätten wir das nur früher gewusst!" ist ein häufiger Satz von Familienangehörigen. Denn mit der Diagnose ist auf einmal klar: Die ungewohnten Verhaltensweisen des Betroffenen haben nichts mit Sturheit oder Boshaftigkeit zu tun. Sie hängen mit der Demenz zusammen.

2. Behandlungsmöglichkeiten greifen besser. Manche Medikamente wirken nur zu Beginn einer Demenz, später nicht mehr. Und auch alles, was zum Erhalt von Fähigkeiten getan werden kann, ist besonders effektiv, wenn die Einbußen noch nicht weit fortgeschritten sind.

3. Es können noch viele Angelegenheiten gemeinsam geklärt werden. Wenn ich selbst und andere frühzeitig von meiner Situation wissen, können wir gemeinsam besprechen, wie es weitergehen soll, und ich habe die Chance, anderen mitzuteilen, was mir wichtig ist, was ich möchte und was nicht.

4. Ohne Diagnose besteht kein Anspruch auf bestimmte Leistungen: Beispielsweise Anerkennung von Schwerbehinderung.

Wie kann ich meinen Angehörigen motivieren, sich untersuchen zu lassen?

Häufig sind es Personen aus der Familie, denen zuerst auffällt, dass etwas nicht stimmt. Was tue ich, wenn ich den Eindruck habe, mein Angehöriger sollte sich untersuchen lassen, dieser aber ablehnt?

- Es kommt sehr darauf an, das Thema in einer ruhigen Situation und in wertschätzender Weise zur Sprache zu bringen.
- Andernfalls kann die gut gemeinte Anregung: „Lass mal dein Gedächtnis untersuchen" beim Betroffenen als Unterstellung ankommen im Sinne von: „Du tickst nicht mehr richtig."
- Studien haben gezeigt, dass häufig auch Personen, die sich das gar nicht anmerken lassen, das Gefühl hatten: „Mit mir stimmt etwas nicht."
- Dieses Gefühl macht Angst, und die Idee, es könnte eine Demenz dahinterstecken, noch mehr. Vermeiden Sie Begriffe wie „Alzheimer" oder „Demenz".
- Es kann leichter sein, etwas zu sagen wie: „Komm, lass uns doch mal abklären, was gegen deine Vergesslichkeit getan werden kann."
- Überlegen Sie, wer einen „guten Draht" zu Ihrem Angehörigen hat und von wem sich Ihr Angehöriger das sagen lassen könnte. Das kann der Hausarzt sein, eine alte Freundin oder wer auch immer. Holen Sie solche Personen ins Boot und bitten Sie diese um Hilfe.

Beim Arzt

Eine genaue Untersuchung des körperlichen Zustandes, der geistigen Leistungsfähigkeit und der seelischen Befindlichkeit ist erforderlich, um die Symptome genauer zuzuordnen und eine Diagnose stellen zu können. Neben einer körperlichen Untersuchung werden in der Regel bestimmte Tests durchgeführt, außerdem werden Aufnahmen des Gehirns (beispielsweise im Rahmen einer Computertomografie) erstellt.

Welche Untersuchungen in Ihrem oder im Fall Ihres Angehörigen sinnvoll sind, sollten Sie mit Ihrem Arzt besprechen. Der Hausarzt kann bereits erste Fragen klären und ein sogenanntes „Demenzscreening" durchführen. Das sind einfache Tests, um zu prüfen, ob man dem Anfangsverdacht weiter nachgehen sollte. Eine umfassende Diagnostik sollte dann aber von einem Facharzt für Neurologie/Psychiatrie durchgeführt werden.

Eine ideale Diagnostik erhalten Sie in den sogenannten Gedächtnisambulanzen oder Memory-Kliniken. Dort arbeitet ein Team aus Ärzten, Psychologen und Sozialarbeitern, die Sie, sollte sich der Demenzverdacht bestätigen, dazu beraten können, was Sie jetzt tun sollten.

Das sollte der Arzt von Ihnen wissen:

Was genau hat sich verändert? Wie äußern sich die Probleme? Gibt es noch andere Erkrankungen oder Beschwerden? (Ggf. Arztbriefe mitbringen.) Welche Medikamente werden zurzeit eingenommen? (Auch pflanzliche, naturheilkundliche und rezeptfreie Medikamente.)

Was Sie sich im Vorfeld des Arztbesuchs notieren sollten:

Die Beobachtungen, die Sie zum Arztbesuch veranlasst haben: Was genau ist Ihnen an sich selbst oder an Ihrem Angehörigen aufgefallen? Wann und wie häufig treten bestimmte Probleme auf? Was genau zeigt sich?

Eigene Fragen: Welche nächsten Schritte sind sinnvoll? Was für Untersuchungen werden gemacht und was benötigt man dazu? Wann kann ich/können wir mit den Ergebnissen rechnen? Und wie geht es gegebenenfalls danach weiter?

Die Erkenntnis, dass es anderen Menschen auch so geht, ist manchmal hilfreicher als ein fachmännischer Rat. Eine persönliche Geschichte.

Demenz – Angehörige erzählen

Die Gummi-Ente

Marie (42) kümmert sich seit einiger Zeit um ihren Schwiegervater (81); vor zwei Jahren hat die Familie den ehemaligen Direktor eines Versicherungsbüros zu sich genommen. Er ist vollständig in den Familienalltag integriert. Marie hofft, dass er körperlich noch lange so fit bleibt wie jetzt.

Marie erinnert sich genau: „Es war ein Zeitungsartikel, der mich drauf gebracht hat!" In der Süddeutschen Zeitung hatte sie vor gut einem Jahr ein Gespräch zwischen Maria Furtwängler und Ursula von der Leyen gelesen, in dem die beiden ihre Erfahrungen mit den dement gewordenen Vätern austauschten. „Bei fast jedem Satz dachte ich: Ja, das kenne ich genau, so geht es uns auch!"

Marie hat vor zwei Jahren ihren Schwiegervater zu sich genommen, der körperlich noch sehr rüstig ist, geistig hingegen stark eingeschränkt. Mit einem geregelten Tagesablauf, externer Hilfe, Unterstützung durch die Schwester ihres Mannes – und mit Humor bewältigen alle zusammen die Situation. Für Lukas, ihren vierjährigen Sohn, ist der Großvater manchmal fast wie ein Bruder, scheint ihr.

„Die Idee mit den Schwimmflügeln fand ich toll von unserer Ministerin", lacht Marie, „das wollte ich sofort ausprobieren." Zunächst war es gar nicht so leicht, Schwimmflügel in passender Größe zu finden. Bei einem Spezialversand wurde Marie fündig und bestellte vorsichtshalber gleich zwei Paar. Nachdem die Lieferung eintraf, wollte Marie eine Anprobe machen, aber wie nur?

Vor dem Abendessen erzählte sie ihrem kleinen Lukas davon, dass sie bald mal wieder schwimmen gehen würden, wenn das Wetter weiterhin so warm bleibe. Als ob er es geahnt hätte, dass er ihr damit einen Gefallen tat: Lukas rannte zu seinem Schrank und zerrte seine Kinderschwimmflügel hervor. Damit rannte er zum Opa, der sie aufblasen sollte, dann tobte er mit Schwimmbewegungen durchs Zimmer und kündigte an, die Schwimmflügel so lange anzubehalten, bis er im Wasser wäre, „überheute". Marie schmunzelte begütigend: Bis zum Abendessen dürfe er sie auf jeden Fall anbehalten, sagte sie zu ihm. Aber das war mit Lukas nicht zu machen. Daraufhin beschloss Marie: „Dann ziehen wir zum Abendessen alle Schwimmflügel an!"

Bevor der Opa sich's versah, bekam auch er ein Paar (Erleichterung, sie passten!), und ihr Mann und sie teilten sich das Ersatzpaar. Es war ein äußerst lustiges Abendmahl! Vor lauter guter Laune vergaßen sie ganz, ein Foto zu machen, und das tut Marie noch heute leid.

Die nächste Hürde war: in welches Schwimmbad? Bevor sich Marie mit ihrer Mannschaft in ein öffentliches Bad traute, wollte sie das Schwimmprogramm gerne mal etwas ungestörter ausprobieren. Aber ein nahe gelegener See schien ihr zu gefährlich. Bei einer Plauderei mit ihrer Schwägerin erwähnte diese eine Bekannte, die ein eigenes kleines Schwimmbad im Garten hatte. Es dauerte nicht lange, da wurde ein Badenachmittag verabredet. Marie war schon sehr gespannt. Diesmal allerdings sperrte sich der Schwiegervater zunächst gegen die Schwimmflügel. Als Marie ihn dann aber beiseitenahm und ihn bat, heute ausnahmsweise Schwimmflügel anzuziehen, damit Lukas seine anbehalten würde, nickte der Opa verständnisvoll.

Sie hatten einen Sommertag wie im Bilderbuch erwischt, und alle hatten einen Heidenspaß im Wasser. Der Schwiegervater schwamm glücklich seine Bahnen, beschwerte sich höchstens mal über das arg kleine Becken, und die Schwimmflügel schienen ihn gar nicht mehr zu stören; Marie, die ja auch immer auf Lukas ein Auge haben musste, wusste jetzt: Mit den Schwimmflügeln könnten sie doch auch mal einen Ausflug an den See wagen.

Die Gastgeberin brachte allen ein Eis, Lukas entdeckte auf dem Gelände mit Begeisterung einen leeren Hasenstall, einen übervollen Johannisbeerstrauch und in einem Holzverschlag eine Kiste mit in die Jahre gekommenen Wasserspielsachen, die der Junge sofort an den Beckenrand schleifte. Jetzt warf er ein Teil nach dem anderen Richtung Opa ins Schwimmbad: einen Wasserball, eine Mickymaus-Figur, einen Tauchring, eine Sandschaufel, eine Plastikkugel, und schwups!, eine Gummi-Ente.

31

Jedes Mal johlte er dabei und rief lauthals: „Marmelade im Schuh!" Dann sprang er wieder ins Wasser und begann eine kleine Wasser-Spielzeugschlacht mit dem Opa. Marie sah besorgt auf ihren wilden Sohn und seinen Großvater: Würde es dem alten Herrn nicht doch zu viel und zu laut werden? Die Stimmung konnte unvermittelt kippen. Und noch während sie das dachte, war es auch schon so weit:

Sie hörte ihren Schwiegervater wütend ausrufen: „Die anderen sollen raus hier!" „Wer?", fragte ihn die Schwägerin sofort erschrocken, und alle schauten zu Opa, der einen rührend-seltsamen Anblick bot: Die kleine Gummi-Ente hatte er beschützend unter seine rechte Achsel geklemmt, während er zornig mit den schwimmbeflügelten Armen versuchte, die anderen Spielsachen von sich weg zu schubsen. „Die anderen müssen weg hier, aber schnell!", rief er nochmals aus.

„Aber der Opa darf die Ente nicht behalten!" Jetzt drohte auch Lukas, anstrengend zu werden, denn er plärrte gleich weiter: „Ich will die Ente auch mal haben." Eine leckere Johannisbeerschorle und ein paar Käsebrote brachten wieder Ruhe in die Gesellschaft; die nette Gastgeberin hatte Lukas an die Hand genommen und mit ihm alle Spielsachen eingesammelt.

Marie staunte nicht schlecht, als sie am nächsten Tag in Opas Zimmer die Gummi-Ente entdeckte. Sie wusste erst nicht, ob sie seufzen oder grinsen sollte. Jedenfalls würde sie sich bei der Schwimmbadgastgeberin mit einem kleinen Blumenstrauß melden. Wie sie Lukas die vom Opa annektierte Ente erklären sollte, wusste sie allerdings noch nicht, und sie beschloss, erst mal nicht weiter darüber nachzudenken, sondern lieber das „Tier" als neue Persönlichkeit in der Familie zu begrüßen.

Tatsächlich wurde die schon etwas mürbe gewordene Gummi-Ente einige Monate zur treuen Begleiterin des Großvaters. Sie bekam einen Platz neben seinem Teller, bei seinem Zahnputzbecher, in der Seitentürablage im Auto, neben seiner Nachttischlampe.

Ein ungewöhnliches Bild: die noch immer imposante Erscheinung des einstigen Versicherungsfilialdirektors mit dem verblichenen Plastikspielzeug. – Aber in der Demenz ist die Zeit reine Gegenwart.

Aus ebenso unerklärlichen Gründen, weshalb der Großvater die Ente plötzlich in sein Leben aufgenommen hatte, schien sie nach einiger Zeit ihre Bedeutung zu verlieren. Zur Sicherheit bewahrt Marie die Gummi-Ente aber bei den Schwimmflügeln auf.

Aus:

Demenz – Angehörige erzählen, Mein Vater und die Gummi-Ente, Gespräche und Erzählungen von und mit Angehörigen; Ute Dahmen, Annette Röser; SingLiesel Verlag, 2015

2. Leben mit Demenz

2.1 DEMENZ, ALZHEIMER – WAS KANN ICH TUN?

„So habe ich mir meinen letzten Lebensabschnitt nicht vorgestellt! Dass mit zunehmendem Alter manches nicht mehr so geht wie früher, war mir natürlich klar. Aber mit einer Demenz leben? Einer Erkrankung, die mein Erinnerungsvermögen angreift, meine Orientierung im Alltag erschwert, die fortschreiten wird und bei der ich damit rechnen muss, dass ich immer mehr Hilfe brauche – wie kann ich da noch ein gutes Leben haben?"

Solche oder ähnliche Fragen werden viele Menschen beschäftigen, wenn sie mit der Diagnose „Demenz" oder „Alzheimer-Krankheit" konfrontiert sind. Und wenn Außenstehende dann gute Ratschläge geben wollen, liegt der Gedanke nahe: Was wisst ihr denn schon!

Zum Glück wächst die Zahl der Menschen, die öffentlich über ihr Leben mit der Erkrankung sprechen oder darüber geschrieben haben. Und viele dieser Zeugnisse sagen: Das gibt es sehr wohl – ein Leben nach der Diagnose! Und man weiß heute auch vieles, was hierfür wichtig ist.

Grundsätzlich gilt für Demenz wie für jede chronische Erkrankung: Sie können die Erkrankung nicht rückgängig machen. Aber Sie können etwas dafür tun, um sich den Alltag zu erleichtern und – vor allem! – um auch mit der Erkrankung Lebensqualität zu erfahren.

Was können Sie als Betroffener tun?

Klären Sie die Fragen, die Sie haben. Nicht zu wissen, was auf einen zukommt, macht Angst.

Medizinische Fragen sollten Sie mit einem niedergelassenen Facharzt oder einer Gedächtnisambulanz besprechen. Beim Alzheimer-Telefon der Deutschen Alzheimer Gesellschaft werden Sie zu allen Fragen zum Leben mit der Erkrankung beraten. Und möglicherweise gibt es bei Ihnen vor Ort auch eine Demenzberatungsstelle, bei der Sie persönliche Beratung und Hilfestellung bekommen.

Bleiben Sie aktiv. Körperliche und geistige Aktivität kann das Fortschreiten der Demenz verlangsamen. Machen Sie sich bewusst, was Sie gerne tun, was Sie noch gut können, und tun Sie das weiterhin, wenn es möglich ist. Besonders körperliche Bewegung ist hilfreich: Spaziergänge, Wandern oder die Teilnahme an einer Sportgruppe.

Reden Sie offen mit den Menschen, die Ihnen nahestehen. Familie, Freunde, Bekannte, Menschen, mit denen Sie im Alltag zu tun haben: Wenn andere um Ihre Situation wissen, erleichtert dies das Miteinander, und andere können Sie besser unterstützen.

Bleiben Sie in Kontakt mit anderen. Die Sorge, Namen vergessen zu haben, Fehler zu machen oder sich auf andere Weise zu „blamieren", kann dazu führen, sich aus allen gemeinschaftlichen Aktivitäten zurückzuziehen. Sie sollten sich das Zusammensein mit anderen soweit als möglich bewahren. Manchmal braucht auch Ihr Umfeld eine Weile, bis es sich an die neue Situation gewöhnt hat. Lassen Sie sich nicht zu früh entmutigen!

Lassen Sie sich helfen! Vielen Menschen fällt das am schwersten: sich selbst und anderen einzugestehen, dass man Unterstützung braucht. Aber diese Hilfen sind dazu da, das eigene Leben und das der Angehörigen zu erleichtern. Sie haben Anspruch auf Unterstützung. Und manchmal, wenn man die innere Hürde überwunden hat, macht man auch unerwartete positive Erfahrungen.

Überlegen Sie, wer für Sie entscheiden soll, falls Sie es **einmal nicht mehr selbst tun können.** Mit Fortschreiten der Erkrankung werden Sie Verantwortung in die Hände eines anderen Menschen geben müssen. Soll dies ein Familienmitglied sein, ein Bekannter oder lieber eine „neutrale" Person? Halten Sie Ihre Entscheidung schriftlich fest. Dabei können Ihnen die Beratungsstellen weiterhelfen.

Wenn Sie eine Vertrauensperson bevollmächtigen wollen: Überlegen Sie, was diese Person über Sie wissen sollte, um in Ihrem Sinne Entscheidungen treffen zu können, und suchen Sie das Gespräch.

2.2 FÜR ANGEHÖRIGE: MENSCHEN MIT DEMENZ BESSER VERSTEHEN

Jeder vergisst einmal etwas. Doch solange unser Gehirn gesund ist, verarbeitet es genügend Informationen, sodass der ein oder andere „Aussetzer" uns nicht weiter beeinträchtigt. Unser Gehirn arbeitet im Stillen. Einen Großteil der neuronalen Prozesse, die notwendig sind, damit wir unser Leben „im Griff" haben, bemerken wir gar nicht. Es ist deshalb nicht leicht, sich vorzustellen, wie es sich anfühlt, wenn solche Verarbeitungsprozesse gestört sind.

Was heißt es eigentlich, das Gedächtnis zu verlieren und Aktivitäten immer weniger planen zu können?

Menschen mit Demenz haben dies in Befragungsstudien teilweise so beschrieben: Ich werde immer mehr zu einem leeren Blatt. Ich fühle mich zu langsam, ich „komme innerlich nicht mehr mit". Mein Leben entgleitet mir, Stück für Stück. Der Verlust der geistigen Fähigkeiten führt dazu, dass Menschen mit Demenz sich im Leben immer weniger zurechtfinden. Es fällt ihnen immer schwerer, sich Situationen zu erklären: „Wo bin ich hier? Wer sind diese Menschen? Was wird von mir erwartet?"

Wenn solche Fragen nicht innerhalb weniger Momente beantwortet werden können, bedeutet dies vor allem eins: Stress. Menschen reagieren sehr unterschiedlich auf solche Stresserfahrungen. Der eine zieht sich zurück, der andere versucht, seine Probleme zu verbergen, wieder ein anderer wird wütend.

Wenn die Gedanken nicht mehr zu ordnen sind, können die Gefühle übermächtig werden: Angst, Zorn, Verunsicherung, Traurigkeit. Solche Gefühle, die im Beisein anderer normalerweise nur begrenzt gezeigt werden, können dann unmittelbarer zum Ausdruck kommen: Ein Menschen mit Demenz reagiert dann vielleicht aggressiv oder bricht plötzlich in Tränen aus. Und die Umstehenden sind erschrocken und wissen nicht, wie sie darauf reagieren sollen.

In dieser schwierigen Situation sind Menschen mit Demenz häufig sehr hellhörig für die Reaktionen ihrer Umwelt:

„Mein Gegenüber reagiert komisch – was habe ich denn falsch gemacht? – Die Menschen in meiner Umgebung reden plötzlich so künstlich mit mir – denken die, ich bin nicht mehr bei Trost? – Der Mensch mir gegenüber versucht, so zu tun, als wäre nichts, aber ich spüre seine unterschwellige Anspannung."

Solche Wahrnehmungen, die meist mehr Empfindungen als Gedanken sind, können den Betroffenen noch zusätzlich verunsichern.

Was ist hilfreich, um Menschen mit Demenz besser zu verstehen?

- Es ist wichtig, sich immer wieder einmal innerlich „in die Schuhe" des Betroffenen zu stellen: „Wie würde ich mich fühlen, wenn ich mich in Situationen finde, in denen ich nicht weiß, was tun, oder in denen ich merke, ich habe schon wieder etwas falsch gemacht? Und was würde mir in solchen Situationen weiterhelfen?"

- Wir alle brauchen, um Lebensqualität zu haben, ein Grundgefühl von Sicherheit und Vertrauen und die Selbstverständlichkeit, für andere ein gleichwertiges Gegenüber zu sein. Diese Gewissheiten geraten im Alltag von Menschen mit Demenz häufig ins Wanken. Betroffene brauchen die Unterstützung ihrer Umwelt, um immer wieder „festen Boden" unter die Füße zu bekommen.

- Machen Sie sich immer wieder bewusst, was Ihr Angehöriger, trotz seiner Einschränkungen, noch gut kann. Wenn er oder sie aktiv am Alltag teilnehmen und sich dabei als kompetent erleben kann, ist das ein wichtiger Baustein für Lebensqualität und ein Schutz gegen den Stress.

- Ihnen hilft der Blick auf die Ressourcen Ihres Angehörigen dabei, ihn nicht nur als „Erkrankten" wahrzunehmen, sondern als Person, die auch Stärken hat.

- Eine ganz wichtige Fähigkeit, die in der Regel bis ins späte Krankheitsstadium erhalten bleibt, ist die Emotionalität, also die Fähigkeit, Gefühle zu erleben, zu zeigen und die Gefühle anderer wahrzunehmen. Um einen Zugang zu Menschen gerade mit weiter fortgeschrittener Demenz zu bekommen, ist die emotionale Ansprache sehr wichtig.

- Menschen mit Demenz bleiben bis zum Schluss Menschen mit einer individuellen Persönlichkeit, mit Vorlieben, Abneigungen, Eigenarten, mit guten und schwierigen Persönlichkeitsmerkmalen. Und auch wenn Ihr Angehöriger vielleicht nicht mehr viele Möglichkeiten hat, sich mitzuteilen, heißt das nicht, dass er „nichts mehr mitbekommt".

2.3 EMPFEHLUNGEN FÜR DEN UMGANG MIT MENSCHEN MIT DEMENZ

Die folgenden Empfehlungen haben sich in der Betreuung von Menschen mit Demenz bewährt. Das heißt nicht, dass nicht im Einzelfall auch ein ganz anderer Weg hilfreich ist. Menschen sind unterschiedlich, auch Menschen mit Demenz.

1. Das sollten Sie vermeiden

Korrigieren und Belehren

„Ich rufe jetzt meine Mutter an!" Die demenzkranke Dame ist 90 Jahre alt und reagiert verletzt, wenn ihre Tochter ihr vorhält: „Deine Mutter ist doch längst tot!" Die Wirklichkeit stellt sich für Menschen mit Demenz häufig anders dar als für die Menschen in ihrer Umgebung.

Verzichten Sie in solchen Situationen darauf, Ihren Angehörigen belehren zu wollen. Und lassen Sie sich nicht auf den Kampf „Wer hat Recht?" ein. Versuchen Sie lieber, zu erspüren, welches Bedürfnis hinter einer Aussage steht: „Deine Mutter fehlt dir sicher, oder?"

Bewerten

„Man stellt doch die Schuhe nicht in den Küchenschrank!" Welche Botschaft transportiert dieser Satz? Diese: Wie kann man nur so einen Blödsinn machen! – Sogenannte Fehlleistungen (man könnte auch sagen: kreative Lösungen für das Problem „Ich kenne mich nicht mehr aus") werden häufiger, wenn die Demenz voranschreitet.

Es ist nicht hilfreich und für Betroffene häufig verletzend, immer wieder darauf hingewiesen zu werden. Wenn die Schuhe nicht im Küchenschrank bleiben sollen, lässt sich dies auch anders vermitteln: „Ich habe deine Schuhe gefunden und bringe sie ins Schuhregal. Okay?"

Allerdings: Im Anfangsstadium der Demenz kann es vorkommen, dass Betroffene es sich explizit wünschen, darauf hingewiesen zu werden, wenn ihnen ein Fehler unterläuft: „Bitte sag mir Bescheid, wenn ich in der Gartenhose aus dem Haus gehe!" – „Bitte weise mich darauf hin, wenn ich gerade wieder im ‚falschen Film' bin." Dann ist ein entsprechender Hinweis, wertschätzend formuliert, eine Hilfestellung.

2. Empfehlungen für die Kommunikation mit Menschen mit Demenz

Seit unserer Kleinkindzeit sind wir mit anderen über die Sprache in Kontakt. Die Demenz macht diese Kommunikation irgendwann zu einer Herausforderung. Doch auch dann sollte die

Kommunikation nicht abreißen. Denn es ist schlimm für einen Menschen, wenn er nicht mehr als Ansprechpartner wahrgenommen wird.

Inwieweit Sie Ihre Kommunikation anpassen müssen, hängt davon ab, wie sehr die Sprache Ihres demenzkranken Angehörigen beeinträchtigt ist. Das ist sehr unterschiedlich. Wenn Sie wahrnehmen, dass Ihr Angehöriger Schwierigkeiten hat, Sie zu verstehen, oder Schwierigkeiten, sich in Worten auszudrücken, sollten Sie die folgende Regeln beachten:

- Schauen Sie den Menschen mit Demenz an, wenn Sie mit ihm sprechen. Nehmen Sie Blickkontakt auf. Dann versteht er Sie besser, und Sie bekommen besser mit, ob er Sie verstanden hat.

- Sprechen Sie in einfachen Sätzen und teilen Sie nicht zu viel auf einmal mit.

- Es kann notwendig sein, langsamer und deutlicher zu sprechen, als Sie es sonst gewohnt sind.

- Stellen Sie Fragen so, dass Ihr Angehöriger mit JA oder NEIN darauf antworten kann. Zum Beispiel: „Möchtest du jetzt einen Spaziergang machen?" statt: „Was möchtest du jetzt machen?".

- Lassen Sie Ihrem Angehörigen ausreichend Zeit, Sie zu verstehen und eine Antwort zu formulieren.

- Die Kommunikation kann durch Berührung unterstützt werden.

- Je weniger Worte dem Menschen mit Demenz zur Verfügung stehen, umso wichtiger werden die nicht-sprachlichen Kommunikationssignale: Mimik, Gestik, Blickkontakt. Achten Sie auf solche Verhaltensäußerungen. Gerade wenn man einen Menschen schon lange kennt, können solche Signale helfen, zu verstehen, wie es der Person geht und was ihre Bedürfnisse sind.

Wenn eine Verständigung über Sprache nicht mehr möglich ist: Kommunikation geht auch ohne Worte …

Es mag am Anfang sehr ungewohnt sein, beispielsweise einfach beieinanderzusitzen ohne viele Worte oder zu erzählen, ohne eine Antwort zu bekommen. Aber die Antwort kann auch auf anderem Wege kommen: ein Blickkontakt, ein Lächeln oder, dass mein Händedruck erwidert wird.

3. Umgang mit herausforderndem Verhalten

Im Verlauf einer Demenz kommt es oft vor, dass sich das Verhalten eines Menschen verändert. Es kommt auch vor, dass Betroffene sich auf eine Weise verhalten, die uns alarmiert: dass sie aggressiv werden, Angst entwickeln, unruhig werden, sich distanzlos verhalten oder apathisch werden.

All dies sind Beispiele für sogenannte herausfordernde Verhaltensweisen. Solche Verhaltensweisen sind für Angehörige in der Regel sehr belastend. Man ist ratlos, verletzt, vielleicht zornig, und man weiß nicht, wie man damit umgehen soll.

Das können Sie bei herausforderndem Verhalten tun:

- Machen Sie sich immer wieder bewusst, dass Ihr Angehöriger unter Stress handelt bzw. sich in einer Ausnahmesituation befindet. Solches Verhalten ist nicht von bösem Willen geleitet und hat auch nicht das Ziel, Sie bewusst zu verletzen.

- Versuchen Sie herauszufinden, in welchen Situationen diese Verhaltensweisen auftreten. Häufig sind Stressfaktoren im Spiel, die beeinflusst werden können (z. B. störende Umweltreize, Schmerzen, Harndrang). Machen Sie sich gegebenenfalls Notizen und sprechen Sie mit einem Demenzexperten darüber.

- Wenn herausforderndes Verhalten auftritt: Bleiben Sie ruhig. Das hilft auch Ihrem Angehörigen, wieder ruhiger zu werden.

- Es kann hilfreich sein (gerade bei aggressivem Verhalten), aus der Situation zu gehen und etwas später wiederzukommen, wenn der Angehörige sich beruhigt und den Zwischenfall vergessen hat.

- Auch Ablenkung kann manche brenzlige Situation entschärfen.

Was genau hilfreich ist, erfahren Sie, wenn Sie den Ursachen des Verhaltens auf die Spur gekommen sind.

Gehen Sie überdies achtsam mit Ihren eigenen Gefühlen um. Dass ein bestimmtes Verhalten nicht gegen Sie gerichtet ist, ändert unter Umständen nichts daran, dass Sie sich verletzt oder auf andere Weise getroffen fühlen. Überlegen Sie: Was brauchen

Sie nach einer solchen Situation: Das Gespräch mit jemandem, der Sie versteht? Einen Spaziergang? Etwas, das Sie auf andere Gedanken bringt? Solche „Auszeiten" stehen Ihnen zu, und jede Fachberatung wird Sie dabei unterstützen, sie sich zu schaffen.

4. Umgang mit dem Selbstbestimmungsbedürfnis von Menschen mit Demenz

„Das kann ich doch noch! Denkt ihr etwa, dass ich blöd bin?" Nein, das denken die Kinder nicht. Aber dass der demenzkranke Vater nach wie vor Auto fährt, macht ihnen große Sorge.

Selbst über unser Leben bestimmen zu können, ist ein Recht, dass uns allen sehr wichtig ist. Gerade im Anfangsstadium kämpfen Menschen mit Demenz häufig vehement um dieses Recht und können sehr sensibel reagieren, wenn sie es bedroht sehen.

Die Selbstbestimmungsfähigkeit lässt im Laufe der Demenz nach. Aber in jeder Phase gibt es noch Lebensbereiche, über die der Mensch selbst entscheiden kann. Bei fortgeschrittener Demenz kann ich den Betroffenen bspw. immer noch an einfachen Entscheidungen beteiligen: „Möchtest du jetzt etwas trinken?" – „Möchtest du dir diese Bilder anschauen?"

Wenn Sie bestimmte Willensäußerungen Ihres Angehörigen problematisch finden, sollten Sie zwei Fragen klären: Was bedeutet diese Handlung für ihn? Und: Mit welchen Konsequenzen ist zu rechnen? Entsteht daraus ein Risiko für ihn selbst oder für andere? Ein Beispiel: Wenn jemand darauf besteht, mit zwei unterschiedlichen Schuhen aus dem Haus zu gehen, ist kein Risiko gegeben. Und dann stellt sich die Frage, ob eine solche Handlung nicht einfach toleriert werden kann. Hinter dem Beharren darauf, selbst bestimmen zu wollen, kann sich auch eine tiefe Angst davor verbergen, nicht mehr ernst genommen, bevormundet und wie ein kleines Kind behandelt zu werden.

Wenn es Ihnen gelingt, im Umgang mit Ihrem Angehörigen immer wieder deutlich zu machen, dass Sie ihn als erwachsene Person respektieren, lindert das seine Angst und hilft ihm, in bestimmten Situationen auch nachzugeben.

Wenn Sie allerdings zu dem Schluss kommen, dass ein Risiko besteht (im Beispiel oben: wenn der Vater tatsächlich eine unsichere Fahrweise entwickelt hat), so sind Sie (bzw. derjenige, der gesetzlicher Betreuer oder Bevollmächtigter ist) tatsächlich in der Verantwortung, handeln zu müssen. Wichtig ist es dann, das Vorgehen gemeinsam abzusprechen. Und es ist ratsam, sich Beratung zu holen, um sicherzugehen, dass man in dieser schwierigen Situation den bestmöglichen Weg findet.

2.4 EMPFEHLUNGEN ZUM ALLTAG MIT DEMENZ

Der Alltag mit Menschen mit Demenz bringt im Verlauf der Erkrankung zahlreiche neue Herausforderungen. Um Betroffenen und Angehörigen den Alltag mit Demenz zu erleichtern, reichen oft kleine Maßnahmen.

Gestaltung der häuslichen Wohnumgebung

- **Vertrautheit erhalten:** Die eigenen vier Wände sind in der Regel unser vertrautestes Lebensumfeld. Menschen mit Demenz finden sich dort noch am längsten selbst zurecht. Sie sollten deshalb keine großen Veränderungen vornehmen, wenn diese nicht notwendig sind.

- **Orientierung ermöglichen:** Ziel ist es, dass Ihr Angehöriger sich möglichst selbstständig in der Wohnung oder im Haus bewegen kann, ohne sich zu verirren oder in Verwirrung zu geraten. Dies lässt sich fördern, indem Wege gut beleuchtet und frei von Hindernissen sind. Auch durch das Anbringen von Symbolen können Sie die Orientierung unterstützen.

- **Barrieren beseitigen:** Manchmal gibt es im häuslichen Umfeld Dinge, die erst durch die Demenz zu einem Problem werden können: eine irritierende Tapete, eine Teppichkante, deren Existenz jemand im Verlauf der Demenz vergessen hat, usw.

Häufig fallen solche Barrieren gar nicht auf. Gute Hilfestellung kann Ihnen hier die Wohnberatung geben.

Gestaltung des Alltags

- **Tagesstruktur:** Für viele Menschen mit Demenz ist eine gleichbleibende Tagesstruktur wichtig, die sich an ihrem gewohnten Tagesrhythmus orientiert. Hilfreich ist dabei ein Wechsel zwischen aktiven Phasen und Ruhephasen.

- **Essen und Trinken:** Der Genuss von Speisen und Getränken gehört zu den wichtigen positiven Alltagssituationen, die selbst bei schwerer Demenz noch möglich sind. Und das gemeinsame Beisammensitzen am Tisch ist auch eine wichtige Erfahrung von Gemeinschaft.

- Damit Ihr Angehöriger so lange wie möglich selbstständig essen kann, achten Sie darauf, dass er nicht durch ein Zuviel an Geschirr, Besteck oder Speisen durcheinanderkommt.

- Und wenn der Umgang mit Gabel und Löffel nicht mehr möglich ist, überlegen Sie, was Sie ihm anbieten können, das er mit den Fingern essen kann. Ernährungsvorlieben können sich im Laufe einer Demenz verändern. Wenn Ihr Angehöriger nicht mehr ausreichend isst oder trinkt, oder wenn beispielsweise Schluckstörungen auftreten, lassen Sie sich beraten.

- **Alltagsaktivitäten:** Etwas tun zu können, gibt dem eigenen Leben Sinn und Halt. Auch bei Demenz bleibt dieses

Bedürfnis häufig noch lange erhalten. Überlegen Sie, womit Ihr Angehöriger sich beschäftigen kann. Damit Ihr Angehöriger selbst Beschäftigungen finden kann, ist es sinnvoll, dass die entsprechenden Materialien offen daliegen.

- **Bei der Planung des Tages:** Beachten Sie die Tagesform Ihres Angehörigen. Häufig sind Menschen mit Demenz am Vormittag belastbarer, während am Nachmittag die Kräfte nachlassen. In diesem Fall sollten Sie Aktivitäten, die für Ihren Angehörigen anstrengend sind, eher vormittags durchführen, damit es nicht zu Überforderung kommt.

Körperpflege, Toilette und Ankleiden

Im Verlauf der Demenz benötigen betroffene Personen ab einem gewissen Punkt auch Hilfe bei der Körperpflege.

Wenn dies eintritt, ist es oft für Betroffene wie für Angehörige eine schwierige Situation: Es bedeutet, dass ein anderer in die Intimsphäre des Menschen mit Demenz eindringt. Deshalb lehnen Betroffene diese Hilfe zu Beginn häufig ab – zumal vielleicht aufgrund der eingeschränkten Urteilsfähigkeit nicht die Notwendigkeit gesehen wird, sich jetzt zu waschen, oder wenn jemand der Meinung ist, dies habe er bereits getan. Oft entlastet es die Beziehung zwischen Menschen mit Demenz und Angehörigen, wenn die Körperpflege von einem Pflegedienst übernommen wird. Scheuen Sie sich nicht, diese Hilfe in Anspruch zu nehmen, wenn Sie die Körperpflege als schwierig erleben.

Schwierigkeiten beim Ankleiden

Typische Schwierigkeiten beim Ankleiden sind: die Kleidung in der richtigen Reihenfolge anzuziehen und das Zurechtkommen mit Knöpfen und anderen Kleiderverschlüssen. Wie bei der Körperpflege, so sollten Sie bei Hilfestellungen zum Ankleiden darauf achten, dem Menschen mit Demenz nicht zu viel abzunehmen. Sie können den Betroffenen in seiner Selbstständigkeit unterstützen, indem Sie:

- die Kleidungsstücke schon in der richtigen Reihenfolge bereit legen

- gegebenenfalls Verschlüsse ändern lassen (z. B. Reiß- oder Klettverschluss statt Knopf)

- Bedingungen schaffen, die es Ihrem Angehörigen ermöglichen, seine Kleidung selbst auszuwählen. Hilfreich kann hier sein, darauf zu achten, dass immer nur die Kleider zur Auswahl stehen, die jahreszeitlich passend sind.

- Vorlieben Ihres Angehörigen beachten: Warum sollten von einem Lieblingskleidungsstück nicht mehrere Exemplare vorhanden sein?

Denken Sie immer auch daran, dass Kleidung mehr ist als das Bedecken des Körpers: Helfen Sie Ihrem Angehörigen, sich schön zu kleiden, wenn er Wert darauf legt, und sparen Sie hier auch nicht mit Ermutigung oder Komplimenten.

Unterstützung bei der Körperpflege

Wenn Sie Ihren Angehörigen mit Demenz bei der Körperpflege unterstützen:

- Lassen Sie den Menschen mit Demenz so viel wie möglich selbst tun. Am Anfang reicht es oft aus, das jeweilige Utensil (Kamm, Zahnbürste, Seife) anzureichen, um Orientierung zu geben, was als Nächstes zu tun ist.

- Achten Sie auf eine angenehme Raumtemperatur im Bad.

- Behalten Sie bei der Körperpflege die Reihenfolge bei, die der Betroffene gewohnt ist. Die Vorlieben des Betroffenen und Gewohnheiten Ihres Angehörigen bei der Körperpflege sollten Sie unbedingt beachten.

- Passen Sie Ihre Hilfe dem Tempo des Menschen mit Demenz an. Auch wenn es dann länger dauert: Ein zu rasches Tempo überfordert Ihren Angehörigen und führt zu Stress.

- Erklären Sie in einfachen Worten Ihre jeweiligen Handgriffe. So kann Ihr Angehöriger sich darauf einstellen.

- Achten Sie auf die Reaktionen Ihres Angehörigen: Was wird als angenehm empfunden, was scheint unangenehm zu sein?

- Überlegen Sie: Wie kann das Baden oder die Körperpflege für Ihren Angehörigen zu einem positiven Erlebnis werden?

(Beispiele: wohlriechendes Öl, Lieblingsmusik Ihres Angehörigen.)

- Informieren Sie sich, welche Hilfsmittel (Handlauf, Toilettenaufsatz, rutschfeste Matte u. a.) die Pflegesituation erleichtern und sicherer machen können.

Oft verschwiegen: Inkontinenz

Der Verlust der Kontrolle über Urin- und Stuhlausscheidung gehört zu den Symptomen der fortgeschrittenen Demenz. Wenn es bereits früher zu Problemen kommt, sollten Sie auf Folgendes achten:

- Stellen Sie sicher, dass die Toilette für Ihren Angehörigen jederzeit gut zu finden ist. Eine scheinbare Inkontinenz kann ihre Ursache darin haben, dass der Mensch mit Demenz das „stille Örtchen" einfach nicht rechtzeitig erreicht.

- Prüfen Sie, ob Ihr Angehöriger problemlos die entsprechenden Kleidungsverschlüsse öffnen kann.

- Erinnern Sie Ihren Angehörigen ggf. daran, auf die Toilette zu gehen, oder fügen Sie regelmäßige Toilettengänge in den Tagesablauf ein.

- Achten Sie auch auf bestimmte Verhaltenszeichen wie Unruhe oder Nesteln an der Kleidung: Diese können ein Hinweis darauf sein, dass der Mensch mit Demenz ein dringendes Bedürfnis verspürt, dies aber nicht mehr richtig einordnen kann.

- Sollte die Inkontinenz trotzdem weiter bestehen, konsultieren Sie den Arzt. Er wird abklären, ob die Situation eine Folge der Demenz ist oder ob ein anderes medizinisches Problem besteht. Vom Arzt erhält man auch das Rezept für die benötigten Inkontinenzmaterialien.

Miteinander unterwegs

Einen Großteil unseres Lebens verbringen wir außer Haus. Im Alter oder bei Demenz kann das Unterwegssein mühsam werden.

Natürlich macht es keinen Sinn, Ihren Angehörigen zu zwingen, nach draußen zu gehen, wenn Sie wahrnehmen, dass dies ihm keine Freude bereitet. Aber gleichzeitig gilt: Nur noch zu Hause zu bleiben, ist eine große Verarmung des Alltags. Und es gibt keinen Grund, warum nicht auch Menschen mit Demenz weiterhin am öffentlichen Leben teilnehmen können.

In der Öffentlichkeit sind es häufig die Reaktionen der anderen, die Menschen mit Demenz und ihre Angehörigen entmutigen und ihnen jede Lust nehmen, etwas zu unternehmen: die Blicke und die Bemerkungen hinter vorgehaltener Hand in Situationen, in denen sich der Mensch mit Demenz nicht so verhält, wie es gesellschaftlichen Regeln entspricht.

Soweit es möglich ist, legen Sie sich hier ein dickes Fell zu. „Die anderen müssen das eben ertragen!", sagte der Ehemann einer demenzkranken Dame, die im Restaurant begann, mit den

Fingern zu essen. Ein wichtiges Element einer demenzfreundlichen Gesellschaft ist die Toleranz, und die müssen viele Menschen noch lernen.

Um sich selbst und Ihren Angehörigen zu schützen, können Sie etwas tun. Indem Sie zum Beispiel, wenn Sie unterwegs sind, noch weitere Begleitpersonen mitnehmen. Immer mehr werden auch spezielle Freizeitaktivitäten für Menschen mit Demenz und ihre Angehörigen angeboten. In einer solchen Gruppe können Sie unterwegs sein, ohne sich Sorgen machen zu müssen. Fragen Sie gegebenenfalls in der örtlichen Beratungsstelle nach solchen Angeboten.

2.5 DEM LEBEN IMMER WIEDER EINE CHANCE GEBEN

Die schwerste Aufgabe, so scheint es manchmal, besteht darin, die guten Momente nicht aus dem Blick zu verlieren, die das Leben auch mit solchen Herausforderungen noch bietet. Ob Sie nun Betroffener sind oder Angehöriger: Geben Sie dem Leben weiterhin eine Chance. Fragen Sie sich immer wieder:

• Welche positiven Situationen gibt es in meinem Alltag?
• In welchen Situationen geht es mir gut?
• Was liegt mir am Herzen?
• Was tue ich gerne?
• Mit welchen Menschen verbringe ich gerne Zeit?

Wenn Sie als Angehöriger keine solchen Situationen oder Interessen mehr finden, ist das ein Warnzeichen, dass Sie dringend Unterstützung oder Entlastung brauchen. Über längere Zeit kann niemand ohne positive Erfahrungen leben, ohne krank zu werden. Die Frage nach positiven Alltagssituationen kann für Angehörige auch Schmerzhaftes zum Vorschein bringen. Sie holen das Album mit den alten Urlaubsfotos heraus und stellen fest, dass sich Ihr Angehöriger an diesen Urlaub nicht mehr erinnert. Sie denken daran, was früher möglich war und heute nicht mehr geht. Manchmal führt die Frage nach den guten Momenten der Gegenwart erst einmal durch ein Tal der Trauer.

Aber es ist wichtig, nicht dabei stehen zu bleiben. Es ist die Gegenwart, die zählt! Wann haben Sie zuletzt gelacht? Humor ist ein großer Helfer, um die Herausforderungen eines Lebens mit Demenz zu meistern. Und über manche absurde Alltagssituation kann und darf durchaus auch gelacht werden.

2.6 LEBEN MIT DEMENZ – 10 RATSCHLÄGE FÜR ANGEHÖRIGE

1. Informieren Sie sich über die Demenzerkrankung. Es gibt viele Anlaufstellen, bei denen Sie Rat und Hilfe finden: zum Beispiel die Beratungsstellen in Ihrer Nähe oder die Hotline der Deutschen Alzheimer Gesellschaft. Bei der Deutschen Alzheimer Gesellschaft erhalten Sie darüber hinaus viele weitere Infomaterialien. Fragen Sie auch nach den Angehörigenkursen der Deutschen Alzheimer Gesellschaft zum Umgang mit Menschen mit Demenz.

2. Stellen Sie sich darauf ein, dass sich alte Rollen verändern werden. Ein Mensch, der sein Leben selbstständig gelebt hat, wird durch die Demenz hilfsbedürftig. Das ist für beide ungewohnt, für den Menschen mit Demenz wie auch für Sie. Da heißt es oft: Geduld haben und immer wieder neu versuchen. Und Vertrauen haben, dass Sie, wie auch Ihr Angehöriger, in die neue Situation hineinwachsen werden. Manchmal kann sich dabei sogar eine größere Nähe entwickeln.

3. Teilen Sie Verantwortung. Wenn Sie bereit sind, Verantwortung für Ihren Angehörigen mit Demenz zu übernehmen, vielleicht sogar, ihn selbst zu pflegen, dann gebührt Ihnen Respekt! Die Leistungen pflegender Angehöriger werden in unserer Gesellschaft viel zu wenig gewürdigt, und viel zu selten erhalten Angehörige eine wertschätzende Rückmeldung. Aber seien Sie auch bereit, Verantwortung zu teilen. Wenn Sie den Eindruck haben, nur Sie allein wissen, was für Ihren Angehörigen gut ist, dann sollten Sie dringend etwas unternehmen, um das zu ändern.

4. Geben Sie sich selbst und Ihrem Angehörigen keine unrealistischen Zusagen. Problematisch sind Versprechen wie: „Ich werde dich nie ins Heim geben!" – „Solange ich da bin, muss dich niemand anderer pflegen."

Denn Sie wissen nicht, wie sich die Demenz entwickeln wird. Es kann sich herausstellen, dass es Ihre Beziehung enorm entlastet, wenn eine fremde Person die Körperpflege übernimmt. Oder es kann eine Situation eintreten, in der Ihr Angehöriger im Pflege-heim besser versorgt ist als zu Hause. Hilfreicher sind Zusagen, die solche Möglichkeiten in Betracht ziehen: „Was ich jetzt tue, tue ich weiter, solange ich es leisten kann oder es deine Situation ermöglicht. Aber auch, wenn es so nicht mehr weitergehen kann, wenn du vielleicht in ein Heim umziehen musst, will ich dich nicht alleine lassen."

5. Schauen Sie genau: Was behindert Ihren Alltag? Was sind die Situationen, in denen Sie an Ihre Grenzen kommen? Es gibt heutzutage viele Unterstützungs- und Entlastungsmöglichkeiten. Es hilft den Beratern und Anlaufstellen, wenn Sie möglichst konkret schildern können, welche Probleme im Alltag auftreten.

6. Holen Sie Hilfen frühzeitig! Warten Sie nicht, bis „nichts mehr geht". Bedenken Sie: Es kann sowohl für Sie als auch für Ihren Angehörigen mit Demenz erst einmal gewöhnungsbedürf-tig sein, dass ein Helfer in die eigene Wohnung kommt. Wenn Ihr Angehöriger mit Demenz Hilfen ablehnt, gibt es vielleicht andere Personen in seinem Umkreis, die in diesem Sinne Über-zeugungsarbeit leisten können (der Hausarzt ist beispielsweise oftmals so eine „Autoritätsperson").

7. Reden Sie offen mit Bekannten und Freunden! Zum Glück ist Demenz heute kein Tabu-Thema mehr. Es gibt populäre Filme und Bücher darüber, und immer wieder ist Demenz Thema in Talkshows und in der Tagespresse. Trotzdem sind viele Men-schen verunsichert, wenn sie das erste Mal mit Betroffenen zu tun haben. Will er/sie mich überhaupt noch sehen? Was tue ich, wenn ich nicht mehr erkannt werde? Sie erleichtern es Ihrem Umfeld, indem Sie offen über die Erkrankung sprechen.

8. Achten Sie auf Ihre Kraftreserven! Die Pflege und Begleitung eines Menschen mit Demenz ist häufig mit besonderen Belastungen verbunden. Sie haben Anspruch auf Entlastung und Erholung. Diese sollten Sie unbedingt nutzen, auch wenn Ihr Angehöriger mit Demenz zunächst Schwierigkeiten damit haben sollte.

9. Verzichten Sie auf Selbstvorwürfe! Nicht immer gelingt ein optimaler Umgang mit Menschen mit Demenz. Man kommt an Grenzen. Manchmal sagt man sich im Nachhinein: Das hätte ich nicht tun sollen! Statt sich selbst Vorwürfe zu machen, sollten Sie überlegen: „Wie ist es dazu gekommen? Was hat mich eventuell überfordert? Welche Gefühle haben mich überrannt? Was könnte mir helfen, dass es beim nächsten Mal besser läuft?" Auch hier kann es wieder enorm helfen und entlasten, sich Rat zu holen.

10. Sprechen Sie über die Dinge, die Sie belasten! Selbst mit einem optimalen Pflege- und Unterstützungsarrangement gibt es bei der Begleitung eines Menschen mit Demenz Situationen, die schwer auszuhalten sind. Die sehr nahe gehen. Die einen aus der Fassung bringen. Was immer dies für Situationen sind: Sie brauchen die Möglichkeit, in einer vertrauensvollen Atmosphäre mit einem Menschen oder einer Gruppe, in der Sie sich verstanden fühlen, darüber zu reden. Sehr hilfreich ist hier auch der Austausch mit anderen Angehörigen. Erkundigen Sie sich gegebenenfalls nach Selbsthilfegruppen in Ihrer Umgebung.

Die Erkenntnis, dass es anderen Menschen auch so geht, ist manchmal hilfreicher als ein fachmännischer Rat. Eine persönliche Geschichte.

Demenz – Angehörige erzählen

Reiseträume

Ruth und ihre Freundin Monika, beide 43, kennen sich seit der Schulzeit. Beide hat es nach Jahren wieder in die gemeinsame Heimatstadt verschlagen, da die familiäre Situation keine andere Wahl ließ: Ruth betreut ihre dementen Eltern, bei Monika wurde der Vater plötzlich zum Pflegefall, während ihre Schwägerin an Krebs erkrankte. Gerne würden sich die beiden Freundinnen häufiger und ausgiebiger treffen, aber dazu bleibt kaum Zeit – höchstens mal auf eine Tasse Kaffee.

„Wie kam in den letzten Jahren eigentlich so viel ‚Kümmer' in mein Leben? Ich düse vom Angehörigenabend zum Elternabend, ich sitze dauernd in Wartezimmern, nur nie für mich, ich bestelle die Friseuse ins Heim und die Fußpflege nach Hause, und die Mathenachhilfe in die Schule."

„Ich beantworte die ganze Post von meinem Vater, und zwar händisch, nicht etwa per Mail, ich telefoniere stundenlang mit alten Freunden von ihm, die ich kaum kenne und die mich verständnislos fragen, warum ich ihn denn ins Heim gegeben hätte, wo er sich doch an alles von früher noch so gut erinnert – und meine eigene beste Freundin treffe ich höchstens auf einen Espresso statt auf ein Glas Wein."

„Manchmal denke ich, ich möchte gerne zusammenbrechen, aber ich komme einfach nicht dazu."

„Stell dir vor, neulich habe ich den Trainer in meinem Fitnessstudio in einer Workout-Pause gefragt, ob er mich einfach mal einen Moment tragen kann, nur einen kleinen Moment, einfach so. Es sollte klingen wie ein Scherz, aber er hat das tatsächlich gemacht. Alle anderen in dem Kurs haben sich total amüsiert – und ich musste innerlich fast losheulen dabei ..."

Die Freundinnen sind sich einig, dass einen die Pflege von Menschen mit Demenz wie mit Schwergewichten belasten kann. „Ja, du trägst vierundzwanzig Stunden am Tag andere. Vierundzwanzig Stunden am Tag an dreihundertfünfundsechzig Tagen im Jahr. Da kann man sich schon mal danach sehnen, selber getragen zu werden."

Sie fangen an, von Reisezielen zu träumen. Früher waren sie ab und zu zusammen nach Paris gefahren, manchmal sogar nur für einen Tag. Wohin sollte es gehen, dann, wenn sie mal wieder die Zeit dazu hätten? Nach Lissabon? Oder St. Petersburg? Oder auf eine Alm in Osttirol? Die Freundinnen sind um Pläne nicht verlegen, und alleine schon durch die Vorstellung ein wenig erfrischt. Wann könnte das wahr werden? Aber was wäre dann, wenn das wieder möglich wäre? Darf man sich das überhaupt wünschen ...?

Die Kaffeetassen sind leer, und Ruth muss schnell wieder los, die Uhr zeigt kurz vor drei Uhr nachmittags. Sie besucht die Mutter täglich im Pflegeheim, und dienstags um fünfzehn Uhr ist die Stationsleiterin immer vor Ort, da möchte Ruth noch einige organisatorische Dinge abklären, bevor sie schnell wieder nach Hause muss, um Marco abzulösen. Marco ist ein Pfleger, der sich stundenweise um ihren Vater kümmert.

„Ich begleite dich!", sagt Monika kurzentschlossen, „ich habe deine Mama schon so lange nicht mehr gesehen." Darüber freut sich Ruth und stellt sich vor, wie sie zu ihrer Mutter sagen würde: „Ich hab die Moni mitgebracht; gibt's Kuchen?" – genau wie früher, während ihrer Schulzeit, wenn Moni nach der Schule einfach mit zu ihr gekommen war. Vielleicht würde ihre Mutter sogar antworten mit: „Und? Wie war's in der Schule?"

Als die beiden Frauen die schwere Tür zur Demenzstation öffnen und sich der Blick in den Gemeinschaftsraum auftut, stellt Ruth erstaunt fest: Ihre Mutter sitzt nicht, wie sonst immer um diese Zeit, am dritten Tisch links. Auch in ihrem Zimmer ist sie nicht. Ruth fragt eine Pflegerin, und die weist lächelnd in den langen Gang, der am Schwesternzimmer vorbei im Halbrund in einen weiteren Gemeinschaftsbereich führt: „Die werden gleich hier vorbeikommen", erzählt sie schmunzelnd. „Ihre Mutter hat sich heute nämlich mit Frau B. zusammengetan. Die beiden spazieren schon den halben Tag durch die Gänge und besprechen dabei Ausflüge und Reisen. Eben hatten sie es davon, dass sie noch ein Visum und Travellerschecks besorgen müssen. Ja, sie macht einen sehr munteren, ausgeglichenen Eindruck heute, Ihre Mutter."

Ruth und Monika müssen losprusten. Die Pflegerin wundert sich schon fast ein wenig darüber. Eine Sekunde schwankt Ruth, dann packt sie Monika am Arm: „Dann stören wir meine Mama und ihre neue Freundin jetzt nicht in ihrer Reiselust! Und der Organisationskram muss auch warten. Da gehen wir beide lieber noch einen Kaffee trinken!"

So gut wie an diesem Nachmittag hat Ruth eine ganz normale Tasse Kaffee schon lange nicht mehr geschmeckt. Voller Schwung geht sie auf dem Heimweg bei einem Reisebüro vorbei und lässt sich ein paar bunte Kataloge geben, die sie ihrer Mutter am nächsten Tag ins Pflegeheim mitbringt: Bibione, Costa Brava, griechische Strände; ihre Mutter ist früher immer gerne ans Meer gefahren, und das Blättern würde ihr bestimmt Spaß machen.

Aber heute hat die Mutter wieder einen mürrischeren Tag und kommentiert nur: „Also diese Badeanzüge gefallen mir gar nicht. Die sind ja viel zu knapp, wie sieht denn das aus!"

Aus:

Demenz – Angehörige erzählen, Mein Vater und die Gummi-Ente, Gespräche und Erzählungen von und mit Angehörigen; Ute Dahmen, Annette Röser; SingLiesel Verlag, 2015

3. Hilfe und Unterstützung

3.1 BERATUNGSANGEBOTE UND ANLAUFSTELLEN

Wie soll es weitergehen? Wie den Alltag neu organisieren? Welche Hilfen gibt es in Ihrem Umfeld, und auf welche Unterstützung haben Sie Anspruch?

Beratung vor Ort

Solche Fragen stellen sich nicht nur zu Beginn einer Demenz, sondern im Verlauf immer wieder. Es ist wichtig, dann kompetente Ansprechpartner zu haben. Dafür stehen Ihnen eine ganze Reihe an Einrichtungen zur Verfügung. Das kann bspw. eine Beratungsstelle der Alzheimer Gesellschaft oder ein Pflegestützpunkt vor Ort sein. Die Mitarbeiter kennen nicht nur die Situation vieler Betroffener und ihrer Familien, sie wissen auch sehr genau, welche Hilfs- und Unterstützungsangebote es gibt, und können Ihnen bei Vermittlung dieser Hilfen wie auch bei Fragen der Finanzierung behilflich sein.

Krankenkassen

Sie können sich auch an Ihre Krankenkasse wenden. Viele Krankenkassen haben eigene Pflegeberater. Diese kommen bei Bedarf zu Ihnen nach Hause und beraten Sie dort. Für die Beratung privat krankenversicherter Menschen ist die COMPASS Private Pflegeberatung GmbH zuständig. Nehmen Sie mit der Zentrale in Köln Kontakt auf. Bei Bedarf erhalten Sie weitergehende Unterstützung durch die regionalen Pflegeberater von COM-PASS, die ebenfalls Hausbesuche anbieten.

Das Alzheimer-Telefon

Das Alzheimer-Telefon ist ein Angebot der Deutschen Alzheimer Gesellschaft für Betroffene, Angehörige und auch für professionelle Helfer. Die Mitarbeiter (speziell geschulte Sozialarbeiter und Sozialpädagogen) beantworten Ihre Fragen rund um das Thema Alzheimer-Krankheit und Demenz. Das Alzheimer-Telefon ist an Werktagen unter folgender Telefonnummer erreichbar: 01803-17 10 17 (Telefonkosten bei Anrufen aus dem deutschen Festnetz 9 Cent pro Minute).

Informationssuche im Internet

www.deutsche-alzheimer.de

Die Webseite der Deutschen Alzheimer Gesellschaft bietet eine Vielfalt an Möglichkeiten, sich zu informieren. Sie können auch die E-Mail-Beratung nutzen oder Broschüren zu Themen rund um Alzheimer und Demenz bestellen.

www.wegweiser-demenz.de

Diese Internetseite wird vom Bundesfamilienministerium unterstützt. Sie bietet ebenfalls Informationen zum Thema. Zusätzlich hat sie eine Suchfunktion, mithilfe derer Sie Einrichtungen und Angebote in Ihrer Nähe finden können.

3.2 DIAGNOSE UND THERAPIE

Eine gute ärztliche Begleitung ist bei Demenz wesentlich. Der Arzt wird zunächst abklären, ob eine Demenzerkrankung vorliegt und um welche es sich handelt.

Wenn sich der Demenzverdacht bestätigt, wird der Arzt im nächsten Schritt danach schauen, welche Medikamente im individuellen Fall hilfreich sind. Die medikamentöse Therapie muss im Erkrankungsverlauf in der Regel angepasst werden. Auch ist es wichtig, sicherzustellen, dass es nicht zu Nebenwirkungen und zu Wechselwirkungen mit anderen Medikamenten kommt, die der Patient parallel einnimmt.

Eine umfassende Diagnostik erhalten Sie bei Gedächtnisambulanzen und Memory-Kliniken. Nehmen Sie am besten direkt Kontakt auf und fragen Sie nach Untersuchungen, Wartezeiten und dem Überweisungsverfahren. Ob es in Ihrem Umkreis ein derartiges Angebot gibt, erfahren Sie bei Ihrer örtlichen Beratungsstelle oder auf der Internetseite der Deutschen Alzheimer Gesellschaft.

Auch niedergelassene Fachärzte für Neurologie und Psychiatrie führen eine Demenzdiagnostik durch. Sie betreuen außerdem langfristig in Sachen medikamentöse Therapie.

3.3 HILFEN FÜR DIE PFLEGE UND BETREUUNG DAHEIM

1. Stundenweise Betreuung im Alltag

Im Verlauf einer Demenz wird es immer schwieriger, den Tag über alleine zurechtzukommen. Doch Angehörige können auch nicht immer vor Ort sein. Deshalb wurden die sogenannten „niedrigschwelligen Betreuungsangebote" eingerichtet.

Hier werden Personen mit Demenz durch speziell geschulte ehrenamtliche Helfer stundenweise betreut. Je nach Angebot findet die Betreuung daheim oder in einer Betreuungsgruppe statt. Die Ehrenamtlichen erhalten in der Regel eine Aufwandsentschädigung, deshalb kann die Betreuung nicht kostenfrei angeboten werden. Aber sie kann über Leistungen der Pflegeversicherung abgerechnet werden. Weitere Informationen erhalten Sie bei den obengenannten Beratungsstellen.

2. Hauswirtschaftliche Hilfen

Einkaufen gehen, Kochen, Putzen, Wäsche waschen – all dies sind komplexe Tätigkeiten, deren Bewältigung im Zuge der Demenz immer weniger gelingt. Besonders bei allein lebenden Menschen mit Demenz sind es oft diese Haushaltstätigkeiten, bei denen als Erstes ein Hilfsbedarf auftritt. Sogenannte haushaltsnahe Dienste bieten hier Unterstützung an.

Die Mitarbeiter benötigen dabei viel Fingerspitzengefühl: Es ist für Betroffene in der ersten Zeit häufig eine höchst ungewohnte Situation, dass eine fremde Person in den eigenen vier Wänden wirtschaftet. Klären Sie deshalb mit den entsprechenden Anbietern, inwieweit diese über Konzepte und Erfahrungen im Umgang mit Menschen mit Demenz verfügen.

3. Ambulante Pflege

Ambulante Pflegedienste unterstützen den Betroffenen sowohl bei der Körperpflege als auch bei medizinisch-pflegerischen Handlungen wie beispielsweise Medikamenteneinnahme und Wundversorgung. Häufig gibt es in der näheren Umgebung mehrere Pflegedienste. Um den für Sie passenden Dienst zu finden, machen Sie am besten einen Termin aus. Im Gespräch können Sie klären, inwieweit der Pflegedienst auf Ihre Situation und Bedürfnisse eingehen kann und welche Hilfsmittel die Mitarbeiter für ihre Tätigkeit brauchen. Fragen Sie auch danach, inwieweit die Mitarbeiter im Umgang mit Menschen mit Demenz geschult sind.

4. Tagespflege

Die Tagespflege ist ein Angebot für Menschen, die daheim wohnen, aber tagsüber eine Betreuung benötigen. Je nach Bedarf und finanziellen Möglichkeiten kann die Tagespflege halb- oder ganztags, an einzelnen Tagen oder an allen fünf Werktagen in Anspruch genommen werden. Neben der Alltagsgestaltung und Mahlzeitenversorgung übernehmen die Mitarbeiter der

Tagespflege auch pflegerische Aufgaben. Zusätzlich gibt es in der Regel einen Fahrdienst, der den Betroffenen morgens abholt und ihn abends wieder zurückbringt.

Die Tagespflege ist manchmal kein spezialisiertes Angebot für Menschen mit Demenz. Fragen Sie deshalb vorher an, ob Menschen mit Demenz dort betreut werden können.

5. Kurzzeitpflege und Verhinderungspflege

Wenn die Pflege und Betreuung daheim vorübergehend nicht möglich ist (beispielsweise weil eine Pflegeperson krank oder im Urlaub ist), können Sie die sogenannte **Kurzzeitpflege** in Anspruch nehmen. Die Kosten der bis zu 4-wöchigen Kurzzeitpflege werden in der Regel zu einem Großteil von der Pflegeversicherung übernommen.

Viele Senioren- und Pflegeheime bieten Kurzzeitpflege an. Wenn Sie die Kurzzeitpflege langfristig planen, sollten Sie entsprechende Pflegeheime vorher in Augenschein nehmen, um eine Einrichtung zu finden, in der sich der Mensch mit Demenz wohlfühlt.

Zusätzlich gibt es einen Anspruch auf **Verhinderungspflege**, wenn

- jemand seit mindestens 6 Monaten Leistungen der Pflegeversicherung bezieht

- die Person, die die Pflege leistet, verhindert ist (beispielsweise durch Urlaub oder Krankheit).

Die **Verhinderungspflege** ist sehr flexibel nutzbar: Sie kann, nach Absprache mit der Pflegekasse, auf mehrere Zeitabschnitte im Jahr verteilt werden. Sie kann in einer stationären Einrichtung erfolgen, aber ebenso auch daheim oder in einer anderen Wohnung. Und: Die Ersatzpflege kann sowohl von professionellen Mitarbeitern übernommen werden als auch von Personen aus dem Umfeld des betroffenen Menschen, also von Freunden, Nachbarn oder Angehörigen.

3.4 TECHNISCHE HILFEN

Vom Bügeleisen, das sich selbstständig ausschaltet, wenn es nicht mehr gebraucht wird, bis hin zum Ortungssystem, mithilfe dessen eine Person, die sich verlaufen hat, wiedergefunden werden kann – die Bandbreite technischer Unterstützungsmöglichkeiten für das häusliche Leben mit Demenz ist mittlerweile groß. Es würde zu weit führen, alle diese Hilfen hier aufzuzählen. Einen guten Einblick finden Sie in der Broschüre „Sicher und selbstbestimmt – Technische Hilfen für Menschen mit Demenz", die Sie kostenlos bei der Deutschen Alzheimer Gesellschaft anfordern können. In dieser Broschüre werden fünf Bereiche genannt, in denen Technik nützlich sein kann:

• Sicherheit – mögliche Gefahrenquellen (wie die vergessene Herdplatte) werden ausgeschlossen.

- Räumliche Orientierung – Beispiel: technische Systeme, die dem Betroffenen helfen, sich in seiner Wohnung besser zurechtzufinden.

- Gesundheit – Beispiel: Systeme, mit denen Stürze vermieden werden.

- Anregung und Aktivität – dieser Bereich umfasst technische Geräte, beispielsweise zur Unterhaltung oder Kommunikation. Als Beispiele seien leicht zu bedienende Handys genannt oder der CD-Spieler, der nur über einen einzigen An/Aus-Knopf bedient wird.

- Pflege – technische Hilfsmittel, die die Körperpflege erleichtern.

Es lohnt sich also, sich über mögliche technische Hilfen zu informieren. Nicht alles ist kostspielig. Und wenn es um Maßnahmen der Wohnanpassung geht, haben Sie unter Umständen Anspruch auf Zuschüsse durch die Pflegeversicherung

3.5 FREIZEITANGEBOTE FÜR MENSCHEN MIT DEMENZ UND IHRE ANGEHÖRIGEN

So normal wie möglich leben – ein Wunsch vieler Betroffener und ihrer Angehörigen: Aus dem Haus kommen, etwas erleben, Spaß haben und die Krankheit wenigstens stundenweise vergessen können. Reguläre Freizeitangebote sind häufig noch zu wenig auf die Bedürfnisse von Menschen mit Demenz eingestellt. Dafür gibt es mehr und mehr Angebote speziell für Betroffene und ihre Familien.

Und warum nicht noch einmal zusammen in Urlaub gehen? Fragen Sie bei der Deutschen Alzheimer Gesellschaft oder bei deren Landesgeschäftsstelle nach entsprechenden Reiseangeboten.

3.6 STATIONÄRE PFLEGE

Der Umzug in ein Pflegeheim ist ein Schritt, mit dem sich viele Betroffene und Angehörige schwertun. Gerade Angehörige machen sich häufig Vorwürfe: Hätte es nicht doch noch eine andere Lösung gegeben? Aber gerade bei einer Demenz kann der Punkt erreicht werden, wo deutlich wird: Es geht daheim einfach nicht mehr! Und dann ist ein Umzug ins Pflegeheim auch im Interesse des Menschen mit Demenz, weil die aufwändige Pflege dort eher möglich ist als daheim.

Studienergebnisse zeigen: Man kann sich im Pflegeheim sehr wohl einleben und dort ein gute Zeit verbringen Das Leben im Pflegeheim bietet Chancen und Anregungen, die oft unterschätzt werden.

Deshalb macht es Sinn, das Thema „Pflegeheim" nicht von vornherein wegzuschieben. Egal, ob als Betroffener oder als

Angehöriger: Nehmen Sie ruhig einmal ganz unverbindlich Kontakt zu dem ein oder anderen Pflegeheim auf, auch wenn ein Umzug noch gar nicht ansteht. Manche Berührungsängste werden überwunden, wenn Sie mit den Mitarbeitern persönlich sprechen oder an Veranstaltungen in der Einrichtung teilnehmen können.

Die erste Frage bei der Auswahl eines Pflegeheimes ist häufig die nach der Wohnlage: Eher im Nahbereich der ehemaligen Wohnung, also im vertrauten Wohnumfeld des Betroffenen, oder lieber in der Nähe eines Angehörigen, der dann häufiger zu Besuch kommen kann?

Die zweite Frage ist: Wie finden wir das „richtige" Pflegeheim? Welches Heim passt zu den individuellen Bedürfnissen, und ist das Heim ausreichend auf die Pflege von Menschen mit Demenz eingestellt?

Empfehlungen für die Auswahl des Pflegeheims

Wenn es vor Ort mehrere Pflegeheime gibt, so vergleichen Sie. Nehmen Sie das Pflegeheim persönlich in Augenschein. Bitten Sie um eine Führung durch das Haus. Suchen Sie das Gespräch mit der Heim- oder Pflegedienstleitung. Hilfreiche Fragen sind hier:

- Verfügt die Einrichtung über ein Demenzkonzept?

- Wie wird konkret im Alltag auf die Bedürfnisse von Menschen mit Demenz eingegangen?

- Wie geht die Einrichtung mit schwierigen Situationen im Alltag um (zum Beispiel herausforderndem Verhalten von Menschen mit Demenz oder sog. „Hinlauftendenzen", wenn Bewohner die Einrichtung verlassen und sich verlaufen)?

- Sind die Mitarbeiter im Umgang mit Demenz geschult?

- Welche räumlichen Gestaltungselemente werden eingesetzt, um die Orientierung zu erleichtern und die Wohnlichkeit zu erhöhen?

Vergleichen Sie auch die Pflegekosten unterschiedlicher Heime. Allerdings gilt hier: Ein „teures" Pflegeheim ist zwar nicht automatisch gut, aber gute Pflege und Betreuung ist häufig auch mit höheren Kosten verbunden.

3.7 MEIN ANGEHÖRIGER MIT DEMENZ MUSS INS KRANKEN- HAUS – WAS TUN?

Ein Krankenhausaufenthalt stellt für Menschen mit Demenz ein höchst schwieriges Ereignis dar: die fremdartige, wenig anheimelnde Umgebung, fremde Personen, ein ungewohnter Tagesablauf und Einschränkungen, die nicht immer verstanden werden (z. B. die Notwendigkeit, im Bett liegen zu bleiben).

Häufig kommt es vor, dass die Demenzsymptomatik im Krankenhaus stark zunimmt. Auch können Verhaltensweisen wie Unruhe, Ängstlichkeit oder Aggressivität auftreten oder sich verstärken. Trotzdem lässt sich ein Krankenhausaufenthalt nicht immer vermeiden.

Was können Sie tun, damit die Situation nicht eskaliert?

- Informieren Sie unbedingt die Mitarbeiter der Klinik über die Demenzerkrankung.

- Vertraute Dinge geben in fremder Umgebung inneren Halt. Überlegen Sie, was Sie Ihrem Angehörigen mitgeben können (Beispiel: die Handtasche, die jemand immer dabei hat).

- Helfen Sie den Klinikmitarbeitern durch Tipps: Was regt Ihren Angehörigen schnell auf? Auf was sollte man im Umgang mit ihm achten? Hat er besondere Vorlieben oder Eigenarten, auf die man eingehen sollte?

- Wenn es Ihnen möglich ist, während des Krankenhausaufenthaltes bei Ihrem Angehörigen zu bleiben, fragen Sie nach, ob Sie mit aufgenommen werden können (Stichwort: „Rooming-in"). Vielleicht können Sie sich mit anderen Familienmitgliedern abwechseln.

- Ansonsten sind die Mitarbeiter häufig dankbar, wenn sie in einer Situation, in der Ihr Angehöriger sehr durcheinander ist, kurz Telefonkontakt mit Ihnen herstellen können. Ihre vertraute Stimme wird den Betroffenen in der Regel besser beruhigen, und Ihnen glaubt er unter Umständen, was er den Mitarbeitern nicht glaubt.

- Sprechen Sie mit den zuständigen Ärzten, wenn Sie den Eindruck haben, dass Ihr Angehöriger mit der Situation im Krankenhaus überfordert ist oder dass ihm die therapeutischen Maßnahmen nicht guttun.

3.8 REHABILITATION

Ziel rehabilitativer Maßnahmen ist es, körperliche und geistige Fähigkeiten sowie Alltagskompetenzen eines Menschen wiederherzustellen oder zu erhalten. Rehabilitation kann sowohl ambulant als auch stationär in einer Reha-Klinik durchgeführt werden.

Leider gibt es bislang nur wenige Reha-Kliniken speziell für Demenz. Aber die sogenannte **Geriatrische Rehabilitation** ist ebenfalls auf eine umfassende Förderung hin ausgerichtet und kann bei einer beginnenden bis mittelgradigen Demenz hilfreich sein. Manche Reha-Kliniken nehmen auch Angehörige mit auf, damit der Betroffene während seines Aufenthalts in der ungewohnten Umgebung eine vertraute Bezugsperson in seiner Nähe hat.

Sprechen Sie mit dem behandelnden Arzt über Möglichkeiten einer Rehabilitation. Diese muss vom Arzt beantragt und von der Krankenkasse genehmigt werden. Holen Sie sich hier ggf. weiteren Rat: Es ist mittlerweile belegt, dass auch Menschen mit Demenz von einer Rehabilitation profitieren. Dennoch gibt es immer noch Ärzte und auch Sachbearbeiter bei den Krankenkassen, die diesen Nutzen in Zweifel ziehen.

3.9 ANGEHÖRIGENGRUPPEN

Die Pflege und Begleitung eines Menschen mit Demenz ist eine Aufgabe, die Angehörige immer wieder an ihre Grenzen bringt. Denn auch mit noch so guter Unterstützung von außen lassen sich bestimmte Erfahrungen nicht vermeiden. Erfahrungen wie die folgenden:

- das Gefühl, mit den Nerven am Ende zu sein, weil Ihnen Ihr Angehöriger immer wieder die gleichen Fragen stellt oder Sie das Gefühl haben, ihn oder sie keine Minute allein lassen zu können

- die Trauer angesichts dessen, was Ihrem Angehörigen im Verlauf der Erkrankung verloren geht und wie die Erkrankung ihn oder sie vielleicht verändert

- die inneren Konflikte, wenn Sie Entscheidungen zum Wohle Ihres Angehörigen mit Demenz treffen müssen, die dieser nicht einsieht

- die Betroffenheit in einer Situation, in denen Ihr/e Angehörige/r Sie nicht erkennt.

Damit solche Erfahrungen sich nicht festsetzen und das ganze Leben dominieren, ist es wichtig, mit anderen darüber zu sprechen, am besten mit Menschen, die Ähnliches erleben. Gesprächsgruppen für Angehörige von Menschen mit Demenz bieten diese Möglichkeit zum Austausch. Darüber hinaus wird dort in der Regel auch Wissen über die Erkrankung und den Umgang mit Betroffenen vermittelt.

Sie finden Antworten auf Ihre Fragen und erfahren, wie andere mit ähnlichen Situationen umgegangen sind.

3.10 BERATUNG IM INTERNET

Vielleicht möchten Sie Ihre Sorgen und Anliegen lieber schriftlich als mündlich ausdrücken. Für gesetzlich Versicherte gibt es hier ein kostenfreies und anonymes Beratungsangebot im Internet. Auf der Seite www.pflegen-und-leben.de, die von vier Krankenkassen finanziert wird, können Sie mit einem einfachen Test den Grad Ihrer Belastung durch die Pflege einschätzen. Sie können das, was Sie beschäftigt und bewegt, schriftlich an das Beratungsteam senden, das aus qualifizierten Psychologen besteht, und erhalten innerhalb von wenigen Tagen eine Antwort.

Die Erkenntnis, dass es anderen Menschen auch so geht, ist manchmal hilfreicher als ein fachmännischer Rat. Eine persönliche Geschichte.

Demenz – Angehörige erzählen

Der „Es-ist-wie-es-ist"-Tag

Jakob Bergner sorgt sich nicht nur um seinen dement gewordenen Vater (78), sondern nicht minder um seine Mutter (69), die sich zu Hause um ihren Mann kümmert. Zwei Vormittage in einer Tagespflegestation sind eine wichtige Entlastung.

„War es gestern oder im dritten Stock?" – Dieser Spruch von Karl Valentin kam Jakob (49) heute in den Sinn, als er seinen Vater im Rollstuhl in die Tagespflegestation brachte.

Ein Satz, der jeden normalen Menschen zum Schmunzeln bringen würde, lässt ihn sehr nachdenklich werden, denn wenn sein Vater etwas Derartiges sagt, ist das kein Scherz, sondern der Ernst seines verschwommenen Geistes. Innerhalb von wenigen Monaten ist bei seinem Vater eine mittelschwere Demenz zutage getreten. Körperliche Defizite gehen damit einher.

Das Aufbrechen zu Hause war an diesem Tag schwierig wie immer gewesen: Zeitung weglegen, Strickjacke anziehen, Gebiss einsetzen; nein, keine Strickjacke? Okay, dann die warme Decke über die Knie im Rollstuhl. Aber die darf nicht dauernd rutschen. Zeitung lieber behalten? Gut, die kannst du ja mitnehmen, auch wenn du darin wahrscheinlich nur Buchstaben anstarrst – nur schnell den Lokalteil für die Mutter rausmogeln. Jakob blickt auf die Uhr, in einer knappen Stunde muss er in seinem Laden in der Bremer Innenstadt sein. Würde die Zeit reichen? – Gebiss ist weg? Auch nicht am Waschbecken? Vielleicht irgendwo im Bett zwischen den Decken und Kissen? Jakob überlegt eine Sekunde, denn er spürt, dass der Vater ohne dritte Zähne nicht aus dem Haus will, was ja eigentlich eine „richtige" Empfindung ist. Aber was ist schon richtig in einer Zeit, die auf dem Kopf zu stehen scheint? Die Eingewöhnung in die Tagespflege ist wichtiger, entscheidet Jakob, also muss es ohne Gebiss gehen, auch wenn er deutlich die Widerstände beim Vater spürt.

Jakob versucht, aufmunternd zu klingen: „Ich bring dich zu den anderen. Immer dienstags und mittwochs, heute und morgen." Der Vater wehrt sich mit einer vorwurfsvollen Antwort: „Morgen, morgen – morgen bin ich doch immer ins Büro gegangen. Hier stimmt was nicht. Bring mich ins Büro."

Seit drei Wochen versucht Jakob, jeden Dienstag und jeden Mittwoch das Programm „Tagespflege" durchzuziehen. Jeden Dienstag und Mittwoch leidet er, ebenso wie sein Vater wahrscheinlich auch. Andererseits ist er sehr dankbar für den Platz dort, denn seine Mutter ist am Rande ihrer Kräfte.

„Soll ich jetzt etwa für uns alle immer Schnabeltassen decken, damit er nicht merkt, dass er nicht mehr ordentlich trinken kann und dann wieder stundenlang in eine Ecke starrt?", hatte sie ihren Sohn neulich verzweifelt gefragt.

Auch Jakob fragt sich oftmals, wie weit man einem Menschen, der den kleinsten Nenner gemeinsamer Kommunikation nicht mehr verarbeiten kann, entgegenkommen muss. Wenn er den Vater im Rollstuhl zur Tagespflege schiebt, verlangt ihm das Höchstanspannung ab, denn dauernd droht zum Beispiel der rechte Arm des Vaters nach außen und vielleicht in die Speichen zu fallen. Wenn Jakob ihn vorsichtig bittet: „Nimm lieber deinen rechten Arm auf den Schoß", dann läuft er Gefahr, einen Aggressionsschub hervorzurufen und vielleicht sogar den kläglichen Versuch einer Ohrfeige einzustecken.

Wie kann ein Mensch nicht mehr wissen, welches sein rechter Arm ist, und gleichzeitig ein Hölderlin-Gedicht zitieren? Oder sich darüber auslassen, wie großartig Prousts „À la recherche du temps perdu" ist, ein Meilenstein in der Literaturgeschichte? Und wie soll Jakob diesen Menschen, der nicht mehr weiß, welches sein rechter Arm ist und dass man überhaupt einen solchen hat, diesen Menschen, der gerne über Proust sprechen möchte, diesen Menschen, der sein Vater ist, wie soll er ihn jetzt in die Tagespflegegruppe bringen, in der bestenfalls im Stuhlkreis mit bunten Herbstblättern gebastelt wird?

Während Jakob seinen quälenden Fragen nachhängt, rutscht schon wieder der Arm aus dem Rollstuhl und baumelt gefährlich nah an den Speichen. Jakob bremst abrupt ab und versucht, den Arm wieder vorsichtig auf den Schoß des Vaters zu legen. Sein Vater, der gerade ein paar Krähen in einer Platane beobachtet, lässt es ruhig mit sich geschehen. Glück gehabt.

Heute begrüßt die Pflegerin Heike seinen Vater, als sie in dem großzügigen Raum der Tagespflegestation ankommen. Den Kürbis, den sie in der rechten Hand hält, legt sie sofort weg und schüttelt Jakobs Vater die Hand. Der schaut sie zunächst sehr verkniffen und misstrauisch an. Jakob spürt, was los ist, und ergreift die Flucht nach vorne: „Wir haben vorhin das Gebiss nicht gefunden", gesteht er zerknirscht. Heike lässt in ihrem Gesicht eine Sonne aufgehen – wie macht sie das nur? – und sagt mitfühlend: „Oh, hm." Kleine Pause. Sie überlegt und wendet sich ausschließlich an Jakobs Vater, als sie noch einmal ansetzt: „Dann machen wir heute einfach einen Es-ist-wie-es-ist-Tag, oder?" Eine weitere kleine, vorsichtig-aufmunternde Pause, in der Heike seinen Vater ansieht, als ob es nur die beiden auf der Welt gäbe. „Sollen wir es so machen, Herr Bergner?"

Jakobs Vater schaut sie an, ihre entwaffnende Klarheit scheint ihm einzuleuchten, und Jakob kann regelrecht zusehen, wie die Blockaden schmelzen und der Vater plötzlich Übereinstimmung mit dieser Unbekümmertheit sucht; nach einem kurzen Moment des Überlegens sagt der Vater mit erstaunlich klarer Stimme: „Jawoll, so machen wir's."

Jakob tut es gut, dass er in den Lachfältchen von Martha, einer anderen Pflegerin, die Zeugin dieser Szene war, genau lesen kann, was er selber denkt: Eigentlich ist doch jeder Tag ein „Es-ist-wie-es-ist-Tag"! Martha grinst ihn freundlich an und sagt laut: „Auf Wiedersehen!" Der Sohn zögert einen Augenblick, dann begreift er, dass sie ihm damit einen geeigneten Absprungmoment bieten möchte.

Bisher war der Moment des Abschieds immer furchtbar schwer gewesen: Der Vater, der in seiner ganzen Haltung Anklage und Enttäuschung ausdrückte, und Jakob, der erfolglos versuchte, sein schlechtes Gewissen abzuschütteln.

Der Leiter der Tagespflege hat ihm mehrfach versichert, dass sein Vater zwar ungerne an Gruppenbeschäftigungen teilnimmt, sich aber nach den Verabschiedungen vom Sohn sehr schnell beruhigt, gerne in einem Sessel vor einer Bücherwand sitzt und in den Garten sieht, und dass er beim Mittagessen ordentlich zulangt.

Trotzdem schmerzen diese Momente Jakob ungemein, da sich in ihnen die Absurdität, die er in dieser ganzen Situation empfindet, so verdichtet. Er kann und will es sich einfach nicht abgewöhnen, seinen Vater mit demjenigen zu vergleichen, der er noch vor zwei Jahren war!

Damals vermochte er noch die Zeitung zu verstehen und schaute nicht nur Buchstabenreihen an. Vielleicht, denkt Jakob, kann eine Pflegerin wie Heike deshalb manchmal sogar besser mit dem Vater umgehen, weil sie nicht unwillkürlich und automatisch diesen Abgleich macht. Sie darf einfach neu anfangen mit ihm.

Jakob tritt auf die Straße und blinzelt in die Sonne. Eigentlich fängt sein Arbeitstag in fünfzehn Minuten erst wirklich an, aber er fühlt sich so erschöpft, als ob er schon einen halben Arbeitstag hinter sich hätte.

In der S-Bahn von Blumenthal Richtung Innenstadt fällt ihm der „Es-ist-wie-es-ist-Tag" wieder ein … Ich sollte öfter daran denken, nimmt er sich fest vor, nicht nur an den Tagen mit Gebiss-Suche und herabbaumelnden rechten Armen.

Aus:

Demenz – Angehörige erzählen, Mein Vater und die Gummi-Ente, Gespräche und Erzählungen von und mit Angehörigen; Ute Dahmen, Annette Röser; SingLiesel Verlag, 2015

4. Finanzierungs-
möglichkeiten

Wenn die Pflege und Betreuung für einen Menschen mit Demenz zu regeln sind, stellen sich in der Regel auch Finanzierungsfragen – sei es, weil ein Angehöriger seine Erwerbstätigkeit wegen der pflegerischen Aufgaben aufgibt und ein Einkommen wegfällt oder weil Pflege- und Betreuungsleistungen in Anspruch genommen werden, die zusätzliche Kosten verursachen.

Wenn es um finanzielle Aspekte geht, empfiehlt es sich sehr, sich beraten zu lassen. Insbesondere die Leistungen der Pflegeversicherung sind so vielfältig, dass es schwerfällt zu erkennen, welche Ansprüche im individuellen Fall bestehen.

Außerdem gibt es für bestimmte Personenkreise zusätzliche Leistungsansprüche (Beispiel: kriegsgeschädigte Menschen können eine sogenannte „Pflegezulage" nach dem Bundesversorgungsgesetz erhalten). Erkundigen Sie sich bei Ihrer Beratungsstelle vor Ort, welche Finanzierungsmöglichkeiten Sie haben und wie Sie diese beantragen können. Im Folgenden finden Sie eine Übersicht über die wichtigsten Finanzierungsleistungen für pflegebedürftige Menschen und für Menschen mit Demenz.

4.1 LEISTUNGEN DER PFLEGEVERSICHERUNG

Die Pflegegrade

Wer in erheblichem Maße pflegebedürftig ist oder aufgrund einer Demenz einer Betreuung im Alltag bedarf, hat Anspruch auf Leistungen der Pflegeversicherung.

Der Umfang dieser Leistungen hängt vom Grad der Pflegebedürftigkeit ab. 2017 wurden die bis dahin bestehenden Pflegestufen durch **fünf Pflegegrade** abgelöst. Dadurch werden endlich demenzkranke und körperlich erkrankte Pflegebedürftige leistungsrechtlich gleichgestellt.

Zugleich wurde ein neues Begutachtungsverfahren eingeführt. Ausschlaggebend für die Zuweisung eines Pflegegrades ist der Grad der Selbstständigkeit in insgesamt sechs Bereichen. Hierzu zählen:

(1) die Mobilität

(2) die Fähigkeit, krankheits- und therapiebedingte Anforderungen (bspw. in Bezug auf die Medikation) selbstständig zu bewältigen

(3) kognitive und kommunikative Fähigkeiten (etwa die räumliche und zeitliche Orientierung)

(4) Verhaltensweisen und psychische Problemlagen (bspw. motorische Auffälligkeiten oder verbale Aggression)

(5) die Gestaltung des Alltagslebens und sozialer Kontakte und

(6) die Selbstversorgung (bspw. in Bezug auf die Körperpflege oder das An- und Auskleiden).

Den empfohlenen Pflegegrad errechnen die Gutachter anhand einer Gesamtpunktzahl, die die oben genannten Bereiche in unterschiedlicher Gewichtung berücksichtigt. Entscheidend ist, in welchem Maße die Selbstständigkeit eingeschränkt ist:

(Menschen, die bereits vor 2017 eine anerkannte Pflegestufe hatten, wurden nach Einführung der Pflegegrade nicht noch einmal begutachtet. Ihnen wurde von der Pflegekasse automatisch anstelle ihrer bisherigen Pflegestufen der nächsthöhere Pflegegrad zugewiesen. Anerkannt pflegebedürftige Menschen mit Demenz wurden automatisch von ihrer bisherigen Pflegestufe in den zwei Stufen höheren Pflegegrad eingruppiert, zum Beispiel von Pflegestufe 2 in Pflegegrad 4.)

Pflegegrad (seit 2017)	Begutachtungsergebnis
Pflegegrad 1	geringe Beeinträchtigung der Selbstständigkeit (12,5 bis unter 27 Punkte)
Pflegegrad 2	erhebliche Beeinträchtigung der Selbstständigkeit (27 bis unter 47,5 Punkte)
Pflegegrad 3	schwere Beeinträchtigung der Selbstständigkeit (47,5 bis unter 70 Punkte)
Pflegegrad 4	schwerste Beeinträchtigung der Selbstständigkeit (70 bis unter 90 Punkte)
Pflegegrad 5	schwerste Beeinträchtigung der Selbstständigkeit mit besonderen Anforderungen an die pflegerische Versorgung (90 bis 100 Punkte)

Pflegegeld und Pflegesachleistungen

Wird eine Person daheim von Angehörigen oder anderen nicht erwerbsmäßig pflegenden Personen versorgt, so erhält der pflegebedürftige Mensch das sogenannte **Pflegegeld**, um die Pflegeperson zu vergüten.

Wird ein professioneller Pflegedienst mit der Betreuung betraut, so kann der Pflegebedürftige **Pflegesachleistungen** beziehen. Der Pflegedienst rechnet dann seine Tätigkeiten direkt mit der Pflegekasse ab.

Beide Leistungsarten (Pflegegeld und Pflegesachleistungen) können miteinander kombiniert werden.

Weitere Leistungen der Pflegeversicherung

Wer Leistungen der Pflegeversicherung bezieht, kann zusätzlich auch anfallende Kosten für weitere Hilfen ganz oder teilweise erstattet bekommen. Hierzu zählen beispielsweise die Kurzzeitpflege und die Verhinderungspflege (Stand 2017: jeweils 1.612 Euro).

Daneben können Sie auch Zuschüsse zu Pflegehilfsmitteln und technischen Pflegehilfen oder dem barrierefreien Umbau beantragen.

Auch für die Betreuung im Alltag (beispielsweise durch ehrenamtliche Helfer oder durch einen Pflegedienst, der vorliest oder spazieren geht) kann finanzielle Unterstützung beantragt werden.

Wie verläuft das Antragsverfahren?

Leistungen der Pflegeversicherung werden bei der Pflegekasse des pflegebedürftigen Menschen beantragt. Fragen Sie die

Sachbearbeiter der zuständigen Krankenkasse nach den entsprechenden Antragsunterlagen.

Im nächsten Schritt lässt die Pflegekasse durch den **Medizinischen Dienst der Krankenversicherung** („MDK", bei privaten Pflegekassen „Medicproof") das Ausmaß der Pflege überprüfen.

Der Medizinische Dienst sucht die pflegebedürftige Person daheim auf und macht sich im Gespräch mit ihr und ihren Angehörigen sowie mithilfe von Tests ein Bild davon, in welchem Umfang und bei welchen Alltagstätigkeiten Hilfe benötigt wird.

Im Anschluss erstellt er ein Gutachten, auf dessen Basis dann entschieden wird, ob Leistungen der Pflegeversicherung gewährt werden und in welche Stufe der Pflegebedürftige eingruppiert wird.

Es kommt häufig vor, dass gerade Personen im Anfangsstadium einer Demenz ihren tatsächlichen Hilfebedarf nicht im Blick haben. Auch wollen sich die Betroffenen vor einer fremden Person nicht als hilflos darstellen und geben sich bei der Begutachtung unter Umständen große Mühe zu zeigen, was sie alles noch können – auch wenn sie im „realen Alltag" deutliche Einschränkungen haben.

Um zu vermeiden, dass der Unterstützungsbedarf des Menschen mit Demenz unterschätzt wird, sollten Angehörige ein sogenanntes Pflegetagebuch führen. Entsprechende Vordrucke erhalten Sie bei Ihrer Krankenkasse.

Bitten Sie den Medizinischen Dienst, Ihnen das Gutachten zuzusenden. Sollte der Bescheid nicht in Ihrem Sinne ausgefallen sein, können Sie dagegen Widerspruch einlegen.

4.2 LEISTUNGEN DER KRANKENKASSE

Gibt es bei dem Betroffenen einen medizinischen Behandlungsbedarf, können Leistungen der Krankenkasse beantragt werden. Dazu gehört beispielsweise die medizinische Behandlungspflege: Stellvertretend seien hier die Unterstützung bei der Einnahme von Medikamenten oder beispielsweise Insulinspritzen bei Diabetikern genannt. Solche Maßnahmen bedürfen der Verordnung durch einen Arzt und werden von entsprechenden Fachkräften (beispielsweise dem ambulanten Pflegedienst) durchgeführt.

4.3 LEISTUNGEN DER SOZIALHILFE

Für viele Hilfen gewährt die Pflegekasse zwar Zuschüsse, diese reichen jedoch häufig nicht aus, um die entstandenen Kosten vollständig zu decken. In solchen Fällen kann, wenn Einkommen und Vermögen nicht ausreichen, beim zuständigen Sozialhilfeträger ein Antrag auf Übernahme der nicht gedeckten Kosten gestellt werden.

4.4 SCHWERBEHINDERTENAUSWEIS

Wenn durch die Demenzerkrankung die selbstständige Bewältigung des Alltagslebens eingeschränkt ist, besteht ein Anspruch auf einen Schwerbehindertenausweis. Je nach der Art der Einschränkungen haben Sie damit unterschiedliche Nachteilsausgleiche. Einige Beispiele:

- Ermäßigung bei der Kfz-Steuer
- Ausgleiche bei Lohn- und Einkommensteuer
- Befreiung von der Rundfunkgebühr
- Freifahrten im öffentlichen Nahverkehr (ggf. auch für eine Begleitperson, wenn der Betroffene nicht mehr allein unterwegs sein kann)
- Recht auf Nutzung von Behindertenparkplätzen, wenn die Person außerdem nicht mehr gut zu Fuß ist.

Der Antrag auf einen Schwerbehindertenausweis wird beim örtlichen Versorgungsamt gestellt. Zusammen mit dem Antrag entbinden Sie die behandelnden Ärzte von ihrer Schweigepflicht, denn für die Bearbeitung werden die vorliegenden Diagnosen und Befunde eingeholt. Informieren Sie Ihre Ärzte deshalb am besten schon im Vorfeld einer Antragstellung und sprechen Sie sich mit ihnen ab.

4.5 ANSPRÜCHE BERUFSTÄTIGER PFLEGENDER ANGEHÖRIGER

Berufstätigkeit und Angehörigenpflege unter einen Hut zu bringen ist oft nicht leicht. Der Gesetzgeber hat daher verschiedene Regelungen getroffen, die pflegende Angehörige entlasten sollen.

Kurzfristige Freistellung von der Arbeit: Ist ein Mensch akut pflegebedürftig geworden, so darf ein naher Angehöriger einmalig bis zu zehn Tage der Arbeit fernbleiben, um alles Notwendige für die Pflege und Versorgung zu regeln. Allerdings muss der Arbeitgeber unverzüglich über die Verhinderung und deren voraussichtliche Dauer informiert werden. Er ist auch berechtigt, ein ärztliches Attest zu verlangen, aus dem die Pflegebedürftigkeit sowie die Erforderlichkeit von raschen Maßnahmen hervorgeht. Angehörige haben in diesen Fällen Anspruch auf das Pflegeunterstützungsgeld als Lohnersatzleistung. Dies wird auf Antrag von der Pflegekasse bzw. der privaten Pflegeversicherung gewährt.

Pflegezeit: Möchte der Angehörige die Pflege für einen längeren Zeitraum (bis zu sechs Monate) selbst übernehmen, kann er für diese Zeit eine teilweise oder vollständige Freistellung von der Arbeit in Anspruch nehmen. Das Arbeitseinkommen ist dann allerdings entsprechend verringert oder entfällt ganz. Der Anspruch auf Pflegezeit besteht nur in Betrieben mit 15 oder mehr Beschäftigten.

Familienpflegezeit: Zudem haben Beschäftigte in Betrieben mit 25 oder mehr Beschäftigten die Möglichkeit, ihre

Wochenarbeitszeit für einen Zeitraum von bis zu 24 Monaten auf bis zu 15 Stunden zu reduzieren. Die Pflegekasse übernimmt in dieser Zeit für die Pflegeperson die Beiträge zur Arbeitslosenversicherung und zahlt einen Zuschuss zur Kranken- und Pflegeversicherung.

5. Rechtliche Fragen

Die Diagnose Demenz bedeutet nicht automatisch, dass der Betroffene nicht mehr über sich und sein Leben bestimmen kann. Doch im Verlauf der Erkrankung benötigen betroffene Menschen zunehmend mehr Unterstützung bei der Regelung ihrer Angelegenheiten.

5.1 GESETZLICHE BETREUUNG

Selbst bei fortgeschrittener Demenz können einfache Alltagsentscheidungen noch selbst getroffen werden, beispielsweise was man jetzt gerne tun oder was man essen möchte.

Doch früher oder später benötigen Menschen mit Demenz einen gesetzlichen Vertreter, der für sie die Rechtsgeschäfte übernimmt und Entscheidungen trifft.

Wenn sich abzeichnet, dass ein Mensch mit der Regelung seiner Angelegenheiten überfordert ist, kann sowohl er selbst als auch jede beliebige andere Person bei der örtlichen Betreuungsbehörde eine gesetzliche Betreuung anregen.

Die Entscheidung, ob diese Betreuung eingerichtet wird, trifft das Betreuungsgericht nach Einholen eines fachärztlichen Gutachtens und ggf. weiterer Prüfschritte. Das Betreuungsgericht bestellt dann den gesetzlichen Betreuer und kontrolliert seine Tätigkeit. Liegt eine gültige Vorsorgevollmacht vor, muss keine gesetzliche Betreuung eingerichtet werden (zur Vorsorgevollmacht siehe unten).

Eine gesetzliche Betreuung wird nur für bestimmte Aufgabenbereiche eingesetzt, die der betroffene Mensch nicht mehr alleine regeln kann. Solche Aufgabenbereiche sind beispielsweise: Bestimmung des Aufenthaltsortes, Entscheidungen über medizinische Behandlung, Verwaltung von Einkommen und Vermögen.

Bei bestimmten Entscheidungen (zum Beispiel, wenn freiheitsentziehende Maßnahmen notwendig werden sollten) muss der gesetzliche Betreuer seinerseits die Einwilligung des Betreuungsgerichts einholen.

Der gesetzliche Betreuer ist verpflichtet, die Entscheidungen im Sinne der Person zu treffen, die er vertritt. Dies gelingt besser, wenn der Betreuer die betreffende Person schon länger kennt. Das Betreuungsgericht wird deshalb zunächst prüfen, ob ein Angehöriger oder eine andere Person aus dem unmittelbaren Umfeld des Betroffenen bereit und in der Lage ist, dieses Amt zu übernehmen. Erst wenn niemand zur Verfügung steht (oder wenn die Familienangehörigen untereinander zerstritten sind, sodass es notwendig erscheinen mag, die Verantwortung in „neutrale" Hände zu legen), wird ein anderer Betreuer benannt.

Die Kosten, die durch die gesetzliche Betreuung entstehen, werden bis zu einer bestimmten Einkommens- und Vermögensgrenze vom Staat bezahlt. Verfügt die betroffene Person über ein höheres Vermögen, so zahlt sie die Kosten der Betreuung selbst.

5.2 VORSORGEMÖGLICHKEITEN

Jedem Menschen kann es infolge eines Unfalls oder einer schweren Krankheit passieren, dass er kurzzeitig oder langfristig nicht mehr in der Lage ist, über sein Leben selbst zu bestimmen.

Doch spätestens, wenn eine Demenz diagnostiziert wird, stellt sich diese Frage: Wer soll einmal meine rechtlichen Angelegenheiten regeln? Und wer soll an meiner statt Entscheidungen über mein Leben treffen, wenn ich es einmal nicht mehr kann? Es gibt mehrere alternative Wege, hier Vorsorge zu treffen.

In einer **Betreuungsverfügung** kann eine Person als gesetzlicher Vertreter bestimmt werden. Es kann dabei festgehalten werden, was dieser Vertreter im Falle einer Betreuung hinsichtlich der Lebensgestaltung berücksichtigen soll. Eine Alternative zur Betreuungsverfügung ist die **Vorsorgevollmacht.** Hier ermächtigen Sie eine oder mehrere Personen, Sie gesetzlich zu vertreten. In diesem Fall muss keine Betreuung eingerichtet werden. Das heißt aber zugleich: Sie müssen dieser Person vollkommen vertrauen können, denn Ihr Handeln unterliegt – im Gegensatz zum gesetzlichen Betreuer – nicht der Kontrolle des Betreuungsgerichts.

Um eine Vorsorgevollmacht erteilen zu können, müssen Sie voll geschäftsfähig sein. Falls dies in Zweifel gezogen werden könnte, sollten Sie die Vorsorgevollmacht durch einen Notar ausstellen lassen. Dieser prüft im Zweifel die Geschäftsfähigkeit des Vollmachtgebers.

Was braucht der Betreuer oder Bevollmächtigte?

- Egal, ob Vorsorgebevollmächtigter oder zukünftiger gesetzlicher Betreuer: Die von Ihnen bestimmte Person sollte informiert sein und eine original unterschriebene Fassung des jeweiligen Dokuments besitzen.

- Die Person kann Sie besser vertreten, wenn Sie gut mit Ihren Werthaltungen und Wünschen vertraut ist. Deshalb sollten Sie auch die Gelegenheit nutzen, mit der Person über das zu sprechen, was Ihnen wichtig ist. Das gilt im Übrigen auch umgekehrt: Wenn Sie als zukünftiger Betreuer oder Bevollmächtigter ausgewählt wurden, sollten Sie sich mit den Vorstellungen und Wünschen der Person, die Sie benannt hat, vertraut machen.

- (Weiterführende Literatur: „Betreuungsrecht – Mit ausführlichen Informationen zur Vorsorgevollmacht", kostenfrei beim Justizministerium erhältlich).

Soll der Bevollmächtigte auch **Bankgeschäfte** erledigen, so benötigt er hierfür zusätzlich eine Vollmacht.

Mit einer **Patientenverfügung** legen Sie für den Fall einer fehlenden Einwilligungsfähigkeit fest, inwieweit und wie Sie in einer solchen Situation medizinisch behandelt werden wollen. Die Patientenverfügung ist, wenn sie dem behandelnden Arzt vorliegt, rechtlich bindend. Deshalb gilt auch hier, dass Sie zum Zeitpunkt der Abfassung voll geschäftsfähig sein müssen. Die Patientenverfügung muss schriftlich niedergelegt sein.

Ihr zukünftiger Betreuer oder Vorsorgebevollmächtigter sollte im Besitz dieser Patientenverfügung sein oder ihren Aufbewahrungsort kennen, damit er sie im Fall des Falles dem behandelnden Arzt vorlegen kann. Außerdem macht es Sinn, dass Sie die Patientenverfügung alle ein bis zwei Jahre neu unterschreiben: Je aktueller die Unterschrift, desto mehr Sicherheit haben dann die handelnden Personen, dass das, was in der Patientenverfügung steht, aktuell noch Ihrem Willen entspricht. Eine ausführliche Broschüre „Patientenverfügung" finden Sie auf der Webseite des Bundesministeriums für Justiz (www.bmj.de).

Weitere Informationen

Ob nun Betreuungsvollmacht, Vorsorgevollmacht oder Patientenverfügung: Beim Ausfüllen solcher Vorausverfügungen stellen sich in der Regel viele Fragen. Welche Dokumente sind rechtsgültig? Was heißt es im konkreten Fall, wenn ich bei einem bestimmten Passus zustimme? Weitergehende Informationen und Unterstützung bei der Abfassung von Vorausverfügungen erhalten Sie bei Betreuungsvereinen. Auch Notare oder Rechtsanwälte können Sie dabei beraten.

5.3 RISIKO UND HAFTUNG

Was, wenn etwas passiert? Diese Frage macht insbesondere Angehörigen oft großen Kummer. Es ist meist eine doppelte Sorge: zum einen, dass der Mensch mit Demenz sich selbst in Gefahr bringt, zum anderen, dass er oder sie aufgrund der demenzbedingt eingeschränkten Urteilsfähigkeit etwas tut, wodurch Dritte zu Schaden kommen.

Was die Haftung für Schäden Dritter anbelangt, gilt grundsätzlich: Angehörige haben gegenüber dem Menschen mit Demenz keine Aufsichtspflicht.

Allerdings: Wenn Risiken offensichtlich waren und es wurde nichts unternommen, um sie zumindest zu minimieren, können Haushaltsmitglieder im Einzelfall schon dafür haftbar gemacht werden. Wenn Ihnen also Gefahrenquellen auffallen, sollten Sie gemeinsam überlegen, was hier zu tun ist. Wenn Sie sich unsicher sind oder keine Lösung finden, wenden Sie sich an eine der Beratungsstellen in Ihrer Nähe oder nutzen Sie das Alzheimer-Telefon.

Für alle Fälle sollte der Betroffene eine Haftpflichtversicherung haben. Wichtig: Die Haftpflichtversicherung muss über die Demenzerkrankung des Versicherten informiert werden. Dies kann dazu führen, dass sich die Prämie etwas verteuert, da eine Gefahrenerhöhung vorliegt. Doch wenn der Versicherer nicht informiert wird, kann er im Schadensfall vom Versicherungsnehmer Regress fordern und die Versicherung kündigen.

Eine häufige Sorge, sowohl von Angehörigen wie von professionell Pflegenden, ist die, dass der Menschen mit Demenz „verloren gehen" könnte, wenn er das Haus verlässt und aufgrund der Orientierungsstörungen nicht mehr zurückfindet. Dies sollte aber nicht dazu führen, dass die Person mit Gewalt daheim zurückgehalten oder eingeschlossen wird.

Wenn Ihr Angehöriger nicht nach Hause findet oder das Haus verlassen hat, obwohl Sie wissen, dass er in seiner Orientierung stark eingeschränkt ist, sollten Sie nicht zögern, die Polizei zu benachrichtigen. Kosten für eine Personensuche entstehen in der Regel nicht. Für dieses wie auch für andere Sicherheitsprobleme (beispielsweise das auf dem Bügelbrett vergessene Bügeleisen) gibt es mehr und mehr auch technische Lösungsmöglichkeiten.

Die Erkenntnis, dass es anderen Menschen auch so geht, ist manchmal hilfreicher als ein fachmännischer Rat. Eine persönliche Geschichte.

Demenz – Angehörige erzählen

Späte Fundstücke

Lange hatten Anna und ihre Geschwister versucht, ihrer dement gewordenen Mutter Olga (84) das Leben zu Hause zu ermöglichen. Nach einem schweren Sturz der Mutter war die Familie froh, einen Platz in einem nahe gelegenen Pflegeheim zu bekommen. Dort lebte Olga noch fast zwei Jahre.

Anna sah sich um: Mit wie viel Liebe und Bedacht hatte sie vor knapp zwei Jahren dieses Zimmer eingerichtet – dabei musste damals alles ganz schnell gehen. Nach Oberschenkelhalsbruch mit Krankenhausaufenthalt war es so weit gewesen: Ein Umzug der mittelschwer dementen Mutter ins Pflegeheim war unausweichlich.

Anna hatte gerahmte Fotos und einige Bilder ausgewählt, ein paar zerschlissene, aber geliebte alte Kissen, und hatte die heimische Tischdecke mitgebracht. Das Bett hatte sie mit vertrauter Bettwäsche bezogen, großen Blüten auf lavendelfarbenem Grund statt des einheitlichen Weiß; diese Handhabe hatte sie extra mit der Heimleitung abgesprochen.

So erinnerte das Zimmer im Pflegeheim an die Wohnung, in der ihre Mutter fast 45 Jahre lang gelebt hatte. Ob die Mutter das auch fand? Wahrscheinlich spürte sie, dass es eben doch nicht die alte Umgebung war. Würde sie es als „Mogelpackung" erst recht ablehnen? Über diese Frage zerbrach sich Anna den Kopf.

Aber wie so oft nahm die Gegenwart einen ganz anderen Verlauf, und die Frage stellte sich kaum, denn tatsächlich hielt sich Olga nach der Eingewöhnung hauptsächlich im Gemeinschaftsbereich der Demenzstation auf. Und die Abwechslung in dieser Gemeinschaft hatte ihr sichtlich gutgetan: Zu Hause hatte sie kaum mehr das Bett verlassen wollen, im Pflegeheim war sie spürbar vitaler geworden.

Vor drei Tagen war Olga gestorben, während eines kurzen Krankenhausaufenthaltes, in einer friedlichen Sommernacht. Die Familie befand sich nun mitten in all den Formalitäten, die das Sterben umgeben. Anna war ins Pflegeheim gekommen, um das Zimmer ihrer Mutter auszuräumen. Eine Arbeit, die einfach getan werden musste.

Anna nahm sich fest vor, die nächsten Stunden, die sie mit der absurden Arbeit des Zusammenpackens beschäftigt war, nicht so viel zu denken, nicht so vielen Erinnerungen nachzuhängen, einfach zu machen.

Der Tod der Mutter war etwas plötzlich gekommen, aber bei einem Menschen, der weit über achtzig ist, seit einigen Jahren dement und pflegebedürftig, war er natürlich nicht wirklich unerwartet gewesen. Ein langer Abschied in kleinen Portionen, der sich eigentlich seit Beginn der Demenz ganz langsam vollzogen hatte. Wenn der Abschied dann endgültig und unwiderruflich ist, wühlt uns das trotzdem auf, dachte Anna. Dieser letzte Lebensabschnitt hatte ihrer Mutter, fand sie, sogar ein wenig mehr freundliche Ausgeglichenheit gegeben als andere Phasen ihres Lebens, in denen der große Haushalt oder die Verantwortung für eine personenreiche Familie auf ihr lasteten.

Anna stopfte die Kissen in eine große Plastiktüte. Für die Kleidungsstücke hatte sie zwei alte Koffer mitgebracht: mehrere Strickjacken, alle in Rot, fanden darin Platz. Olga hatte leuchtendes Rot so geliebt. Als Anna auch das rote Hütchen, über das sie eigentlich immer ein wenig gelächelt hatte, aus dem Schrank nahm, musste sie innehalten. Sie dachte daran, dass die Mutter mit diesem Hut und im roten Mantel vor einigen Jahren sogar einmal auf eine Beerdigung gegangen war. Ihre Mutter, die ihr Leben lang angemessen gekleidet gewesen war, als weithin strahlender roter Tupfer in einer öffentlichen grauschwarzdunkelbrauner Trauergesellschaft! Was für ein befremdlicher Anblick! Damals war ihr Zustand noch nicht so offensichtlich gewesen, und Anna und ihre Geschwister hatten sich im Nachhinein verständlicherweise ein paar kritische Kommentare anhören müssen ... Heute musste Anna bei dem Gedanken an die Beerdigungsszene fast lachen.

Die Zeit, in der die Mutter wunderlich geworden war und die Familie das noch nicht einordnen konnte, war die schwierigste gewesen.

Aber das war lange her. Wie lange? – Das Handy, das Anna auf dem Nachttisch abgelegt hatte, signalisierte ihr den Eingang einer SMS. Wie gut, so konnte Anna sich aus den flutenden

Erinnerungen wieder herausreißen. Schließlich war noch einiges zu tun, sie hatte ein paar leere Umzugskartons mitgebracht.

Die Utensilien aus dem Badezimmer sammelte sie möglichst schnell ein – nicht nachdenken. Zwei Lippenstifte waren dabei, Olga war fast nie ohne Lippenstift unterwegs gewesen. Anna faltete die Tischdecke zusammen, die Nachttischlampe wickelte sie in Zeitungspapier, dann waren da die Zeitschriften, Kreuzworträtselhefte, die Fotoalben, die Puppe. Hier und da Pralinen, Bonbons. Die Mutter hatte immer gerne Süßes genascht. Ohrclips, Blumenvasen. Alles musste eingepackt werden. Servietten, überall fand sie Papierservietten. Wieder drohte eine Gedankenwelle, Anna in ihrem Tun aufzuhalten, denn beim Anblick der bunt bedruckten Papierservietten musste sie an die demenzielle Kleptomanie denken, die Olga in den letzten Jahren zunehmend an den Tag gelegt hatte. Anna hätte fast zu kichern begonnen. Mit Servietten war das ja relativ unproblematisch gewesen, auch mit Werbeprospekten am Infostand eines Möbelhauses, mit Zuckerstückchen, Kaffeesahne in den kleinen Portionspackungen oder Strohhalmen an einer Raststätte. Als die Mutter aber einmal alle ausgelegten Zeitschriften aus dem Wartezimmer des Neurologen mitgehen lassen wollte, da hatte sich Anna etwas einfallen lassen müssen.

Am ehesten ließ sich eine derartige Situation mit einem Ablenkungsmanöver lösen, denn es hätte zu lauten Protesten geführt, der Mutter die Zeitschriften sofort wieder abzunehmen. Es war ja schließlich auch kaum zu begreifen, dass das Leben einen irgendwann die Rollen tauschen lässt und Kinder der Mutter sagen, was sich gehört; schließlich war es früher „immer" umgekehrt: Die Mutter vermittelte den Kindern, was man darf und was man nicht darf.

Die Zeitschriften vom Wartezimmertisch hatte Anna erst mal in der Tasche belassen, inständig hoffend, dass niemand sie darauf ansprechen würde. Das Wartezimmer war glücklicherweise nicht sehr besetzt an dem Tag. Sie begann, sich über etwas anderes mit ihrer Mutter zu unterhalten. Nach einer Weile bat sie dann: „Darf ich mal kurz ein Taschentuch oder eine Papierserviette aus deiner Tasche haben? Da sind bestimmt noch welche drin." Bereitwillig gab Olga ihr die Tasche, Anna wühlte offensichtlich, legte ganz nebenbei die Zeitschriften auf den Stuhl neben sich und sprach so intensiv mit ihrer Mutter über die Servietten, dass diese die Zeitschriften ganz vergaß.

Manchmal gingen solche Manöver gründlich schief, manchmal gelangen sie. Spannend war es jedenfalls immer gewesen …

Anna sah auf die Uhr und ermahnte sich selber, mit dem Packen weiterzumachen. Sie würde einige Male zwischen Zimmer und Auto hin- und hergehen müssen. Da waren noch die Bücher, die CDs und der Fernseher – dessen Programm Olga seit geraumer Zeit gar nicht mehr interessierte, obwohl sie bis vor einigen Monaten noch sehr viel ferngesehen hatte. Anna fragte sich, ob Olga eines Tages vielleicht nicht mehr gewusst hatte, was das für ein Gerät ist?

Bald würde es Abendessen auf der Station geben, und Anna wollte unbedingt vorher fertig sein. Sie trug die letzte der Umzugskisten nach unten und kam noch einmal in den Raum, um nachzusehen, ob sie nichts vergessen hatte. Das Zimmer sah jetzt richtig nackt aus ohne all die „Zutaten", die es wohnlich und persönlich gemacht hatten. Anna wollte sich endgültig losreißen, den Raum hinter sich lassen, aus dem sie sich regelmäßig so aufmunternd verabschiedet hatte. Da fiel ihr Blick auf den schmalen Garderobenschrank. Sie öffnete die Türe, richtig, beinahe hätte sie den Daunenanorak vergessen! Den hatte sie Olga vor drei Jahren selbst gekauft. Sie hatte damals lange gesucht, bis sie etwas in intensivem Rot gefunden hatte. Olga hatte die rote federleichte Winterjacke auch sofort als ihre angenommen und oft getragen. Anna griff nach dem Kleidungsstück und wunderte sich im selben Moment darüber, dass es ungewohnt schwer in der Hand lag. Dann sah sie die ausgebeulte Tasche auf der rechten Seite, was mochte darin sein?

Sie fasste hinein und fand – mindestens ein Pfund lose Würfelzuckerstückchen und mehrere Lippenstifte. Jetzt schossen ihr die Tränen in die Augen.

Und ihr wurde schlagartig klar, warum in ihrer eigenen Handtasche auch fast immer zwei Lippenstifte zu wohnen schienen ... „Besser Lippenstifte als Würfelzucker", dachte Anna.

Aus:

Demenz – Angehörige erzählen, Mein Vater und die Gummi-Ente, Gespräche und Erzählungen von und mit Angehörigen; Ute Dahmen, Annette Röser; SingLiesel Verlag, 2015